なぜか病気知らずの人の

すごい腸運《ちょううん》

医学博士 平良一彦 監修
日本レホルム連盟 編

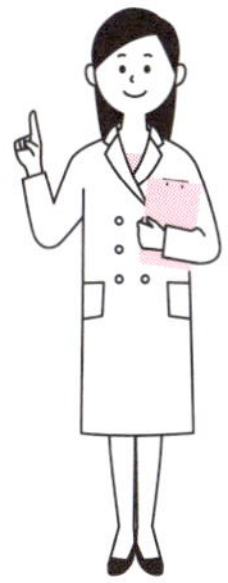

- 美肌物質が増加
- 便秘体質が変わる
- 肥満体質が変わる
- 花粉症やアレルギー体質が変わる
- 脳が覚醒し心が安定
- ホルモン分泌が活性化……

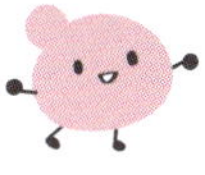

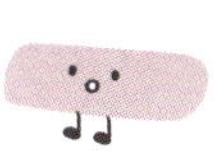

便秘を
そのままにしておくと
脳まで
危ない！

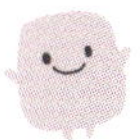

今日からすぐはじめる

最強の腸活11の秘訣

コスモ21

はじめに

誰もが、自分の未来に関心を持っています。一般に女性は占い好きといわれていますし、男性も手相や人相にまったく興味がないという人は珍しいでしょう。それは、人生には「運」が大きく作用すると感じているからです。

たしかに愛情運や仕事運、金銭運、人気運、健康運など気になりますよね。とくに超高齢化社会で幸せな人生を全うするには、健康運が気になることでしょう。いくらお金があっても、やりがいのある仕事があっても、人間関係に恵まれても、健康運に恵まれなければ、自立した幸せな人生を全うできないからです。

じつは、今、健康長寿の決め手として、腸が注目されています。「第二の脳」ともいわれる腸内には脳と同じような神経組織が存在しています。500種類、1000兆個にもおよぶ腸内細菌が棲んでいて腸内環境を左右しています。便秘がよくないことはよく知られていますが、腸内環境を悪化させて、脳や体全体に深刻な悪影響を及ぼすからです。

もし、健康運をよくして幸せな人生を成就したいなら、「腸の健康運＝腸運」をよくすることがいちばんです。

運を引き寄せるには、「自分を大切にする」「自分に投資する」「自分を整える」ことが欠かせません。「自分」のところを「腸内環境」に置き換えてみてください。「腸内環境を大切にする」「腸内環境に投資する」「腸内環境を整える」となります。これら3つを心がけると、腸内環境がよくなり、腸運を高めることができます。

数年前にテレビ番組『NHKスペシャル』で衝撃的な内容が取り上げられました。世界の医学界で、常識がひっくり返るようなとんでもないことが実証されているというのです。たとえば、「難病に指定され、車いす状態で気力も元気もなく、うつうつと過ごしていた人が健康な人から『便移植』をするだけで、見違えるように元気になった」「『便移植』により内向的なマウスと活発なマウスの便を交換すると性格が入れ替わる」……

便といえば食べ物のカスや老廃物であり、排泄すれば終わりと思われがちですが、便が健康のバロメーターとして重要であることが近年、科学的に明らかになってきています。便を分析すれば、どんな生活スタイルがいいのか、問題があるとすれば具体的な改善法まで提案できるようになったのです。

大袈裟ではなく、便と腸と腸内細菌の関係が明らかになったことで、あなたの運命を改善することが本当に可能になっている。その衝撃の事実を本書がお伝えします。

なぜか病気知らずの人のすごい腸運……もくじ

はじめに　3

Part 1

腸運がいい人には幸運がやってくるってホント？

ダイエットせず10キロ減ったってホント？　12
「便〇〇」ですべて変わるってホント？　14
体に細菌が棲んでいるってホント？　16
体にフローラが三つあるってホント？　18
花粉症にも関係しているってホント？　20
美容にも深い関係があるってホント？　22
肥満を防ぐ腸内細菌がいるってホント？　24
腸と脳が直結しているってホント？　26
性格やうつ病にも関係あるってホント？　28

ウンチで腸内細菌がわかるってホント？　30
「腸相」で性格までわかるってホント？　32
将来の病気までわかるってホント？　34
劇的に改善する腸活があるってホント？　36

Part 2

清潔文化が大きな間違いだった理由！

出産時の赤ちゃんが細菌と接触する理由　38
赤ちゃんが何でも舐めようとする理由　40
腸内フローラも「臓器」である理由　42
善玉、悪玉と単純に分類できない理由　44
腸内が善玉菌だけではいけない理由　46
悪玉菌の存在だって必要な理由　48
汚肌菌は悪いと一方的にいえない理由　50
常在菌との付き合いが大切な理由　52

Part 3

腸の中で発酵ではなく腐敗が起こるのはどうして？

ウンチが臭いのはどうして？ 54
腸の中で腐敗が起こるのはどうして？ 56
食物繊維を分解できるのはどうして？ 58
腸内腐敗で体温が下がるのはどうして？ 60
腸内環境で美容法が変わるのはどうして？ 62
ヨーグルトが腸で腐敗するのはどうして？ 64

Part 4

乳酸菌は「生まれ」と「育ち」で決まるのはなぜ？

乳酸菌がとくに注目されるのはなぜ？ 66
生きたまま腸に届かないのはなぜ？ 68
菌体成分が腸内環境をよくするのはなぜ？ 70
乳酸菌と免疫に関係があるのはなぜ？ 72

外からビフィズス菌を摂っても増えないのはなぜ？　74
漬け物やキムチが酸っぱくなるのはなぜ？　76
加熱処理でも効果が変わらないのはなぜ？　78
乳酸菌への見解に違いがあるのはなぜ？　80
バイオジェニックスが大切なのはなぜ？　82
生菌に拘るのが現実的でないのはなぜ？　84
乳酸菌の「生まれ」と「育ち」が大切なのはなぜ？　86
動物性と植物性の乳酸菌で違うのはなぜ？　88
自分の腸を知ることが重要なのはなぜ？　90

Part 5
いざ実践！　腸活で腸運アップする11の秘訣

腸活って何をすればいいの？　秘訣①　92
腸内細菌には睡眠も重要なのはどうして？　秘訣②　94
特定の食品に偏っていないか？　秘訣③　96
腸活の成果はどんなところから現われるの？　秘訣④　98

腸活の効果はどれくらいで現われるの？　秘訣⑤　100
楽しく腸活できる方法はあるの？　秘訣⑥　102
日本の発酵食品ならどれでもいいの？　秘訣⑦　104
どんな乳酸菌を摂るのがいいの？　秘訣⑧　106
腸内フローラによくない食べ物もあるの？　秘訣⑨　108
腸内細菌を長生きさせるには？　秘訣⑩　110
腸活には運動も必要なの？　秘訣⑪　112
消化器官を強化するヨガのポーズ　113
コラム　アーユルヴェーダと食事　120
レホルムの考え方　122
おわりに　124

カバーデザイン◆中村　聡
本文イラスト◆和田慧子・宮下やすこ

Part 1

腸運がいい人には幸運がやってくるってホント?

ダイエットせず10キロ減ったってホント？

体調が変わり、精神的に安定し、性格もポジティブに

腸活WEBメディア『腸内革命』の編集長、長谷川ろみさん。小学生の時から便秘体質で便秘薬を服用しており、身長156センチで体重が70キロほどあったそうです。ところがカナダに留学した際に、韓国系カナダ人の家庭にホームステイをしたら、ダイエットもしていないのに10キロも痩せて帰国しました。

適正な体重に痩せて安定したことにより、人生が大幅に変わりました。慢性的な便秘も改善し、体温は1度もアップ。また、高校生の頃は、痩せたいという気持ちが強く、めちゃくちゃなダイエットとリバウンドを繰り返して、常にイライラしていたそう。ところが帰国後はイライラすることもなくなり、また太ってしまうのではないかという恐怖感もなくなりました。

体調が変わったことで、精神的にも安定し始めました。何事にも自信を持てなかったのが、ポジティブな性格に変わり、パフォーマンスも上がって、いろいろなことが一気に改善したのです。

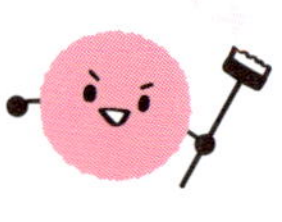

腸運博士の
ウンちく

腸運の元祖・水野南北

「食はその人の運命をつくる」
江戸時代の、観相家の第一人者・水野南北の言葉です。

若い頃、身を持ち崩し投獄され、その牢の中で、食事と人相の関係に興味を持ったという異色の人物。出獄後には自らの人相の悪さと運勢を、僧侶の助言によって、食事改善で克服しようとしました。その結果、人相ばかりか運勢まで改善し、当代随一の観相家となったのです。

つまり、意識的に食を変え、腸内環境を整えて腸相を良くした結果、運を一気に好転させることに成功した先駆者といえましょう。まさに腸運の元祖です。

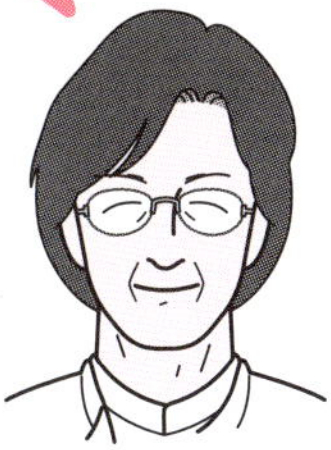

「便○○」ですべて変わるってホント？

健康な人の便を病気の人の腸に移植する

長谷川さんの大変身。その秘密は、ホームステイ先で、毎日手作りのキムチを食べていたからでした。キムチに含まれる大量の乳酸菌を毎日摂取したことで腸内環境が変わったのです。でもこれは、長谷川さんだけの、特別な事例ではありません。

実は、長谷川さんは、今、世界的に研究が進んでいる画期的な治療法「便移植」と同じような働きが期待できる、乳酸菌の摂取を行なっていたのです。

「便移植」とは衝撃的な言葉ですが、これは文字どおり、健康な人の便を、糖尿病などの病気の人の腸内に移植し、病気を改善しようという治療法です。

実験段階では、すでに十分なエビデンスが得られているそうです。

最新の研究では、私たちの体調も病気も、それになんと性格までも腸内細菌の影響を受けることがわかっています。そこで、健康な人の腸内細菌を移植する方法として考案されたのが「便移植」なのです。

このことは、それぐらい腸内細菌と健康には強いつながりがあることを物語っています。

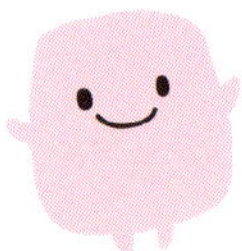

便移植とは腸内細菌の移植のこと

健康な人の便（の中に含まれる有用な腸内細菌）を病気の人の腸内へ移植する

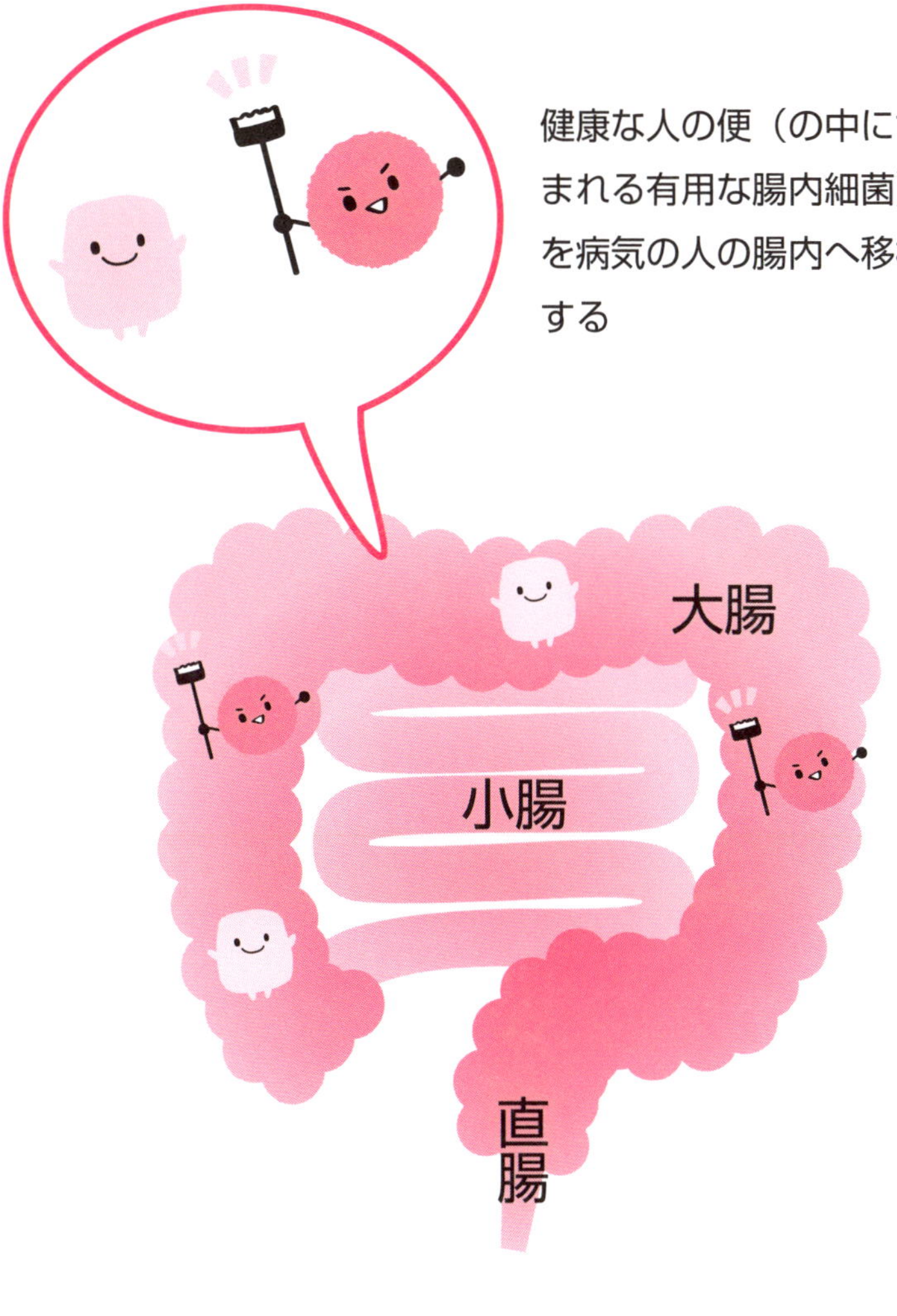

体に細菌が棲んでいるってホント？

同じ種類同士で集まってコロニー（集落）をつくっている

腸内細菌とは、文字通り、腸の中に棲んでいて、さまざまな働きをしている菌たちのことです。ところが、「菌」とか「細菌」と聞くと、人の体に病気をもたらす恐ろしい存在のようなイメージを受けるかもしれません。たしかに、猛毒のO－157など日常で話題になる菌は、どうしても「バイキン」が中心になりますものね。

そもそも「菌」とか「細菌」とは目に見えない小さな生き物のこと。もう少し専門的にいうと、単細胞の微生物のことです。必ずしも、人の体に悪い働きをするものばかりではないのです。

たとえば、私たちの食生活に欠かせない、ヨーグルトや味噌、醤油、漬物などの発酵食品だって、どれも細菌の活動によって作られています。

細菌は、同じ種類同士で集まってコロニー（集落）を作ります。これはヒトの体の中でも同じです。いくつものコロニーが集まって、複雑な細菌の生態系が作られます。この生態系のことを「細菌叢《さいきんそう》」と呼びます。「叢」とは「くさむら」という意味です。

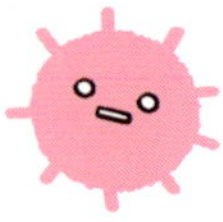

まるで〝お花畑〟のような腸内フローラ

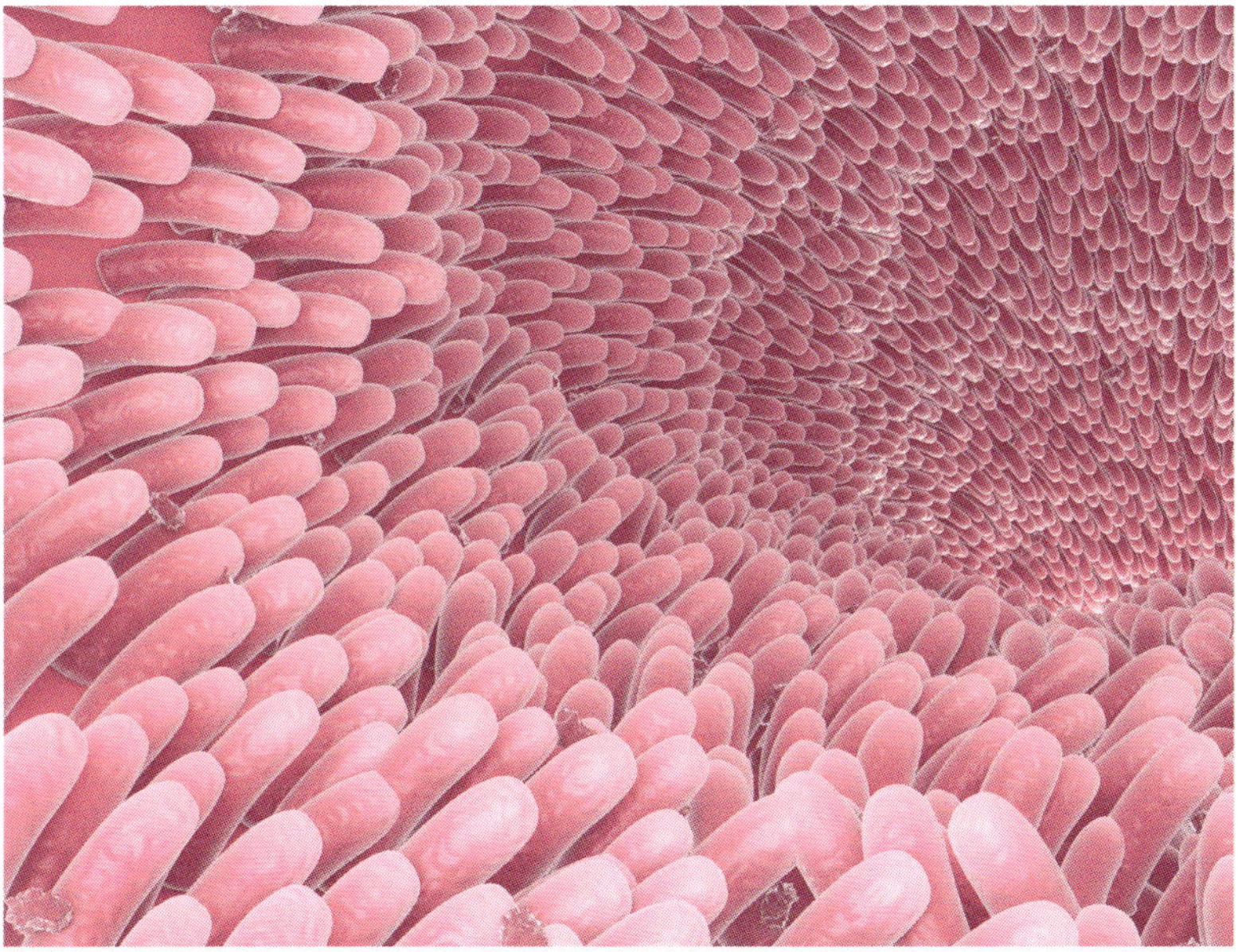

（写真・Ⓒ123RF）

小腸の終わりから大腸にかけての腸壁に、多様な腸内細菌が、種類ごとにまとまって棲息している。同じ種類の草花が固まって群生している様子に見えるので、「お花畑」という意味の英単語「flora」から名づけられた。

体にフローラが三つあるってホント？

「腸内フローラ」「口内フローラ」「スキンフローラ」

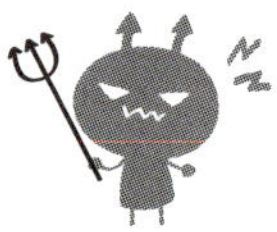

ヒトの体の中の細菌叢は、主に三つです。一つは、ヒトの体の中でもっともたくさんの菌が棲んでいる腸内の細菌叢です。腸内を顕微鏡で見たとき、「細菌の生態系が、まるで野山のお花畑のように見えるから」という理由で「腸内フローラ」と名付けられました。腸の中のお花畑を作るのが腸内細菌だと思うと、「細菌」というイメージが変わりませんか？

もう一つの細菌叢は口の中にあります。温かくて湿っている口の中は細菌にとっては居心地が良い場所なのでしょう。口内フローラには良い働きをする菌も悪い働きをする菌もいますが、勢力のバランスが保たれていれば悪い作用は起きません。バランスが崩れたとき悪い働きをする口内フローラの代表は虫歯の原因となる菌や歯周病の原因となる菌です。

最後の一つは皮膚。皮膚には「スキンフローラ」と呼ばれるさまざまな常在菌が棲んでいます。たとえば「アクネ菌」という名前を聞いたことはありませんか？　ニキビを悪化させる菌として知られていますが、皮膚表面を弱酸性に保つ役割も果たしています。

人間の三大細菌叢

個人差はあるものの、ヒトの体にはだいたい次のような種類・数の常在菌が棲んでいるといわれている。

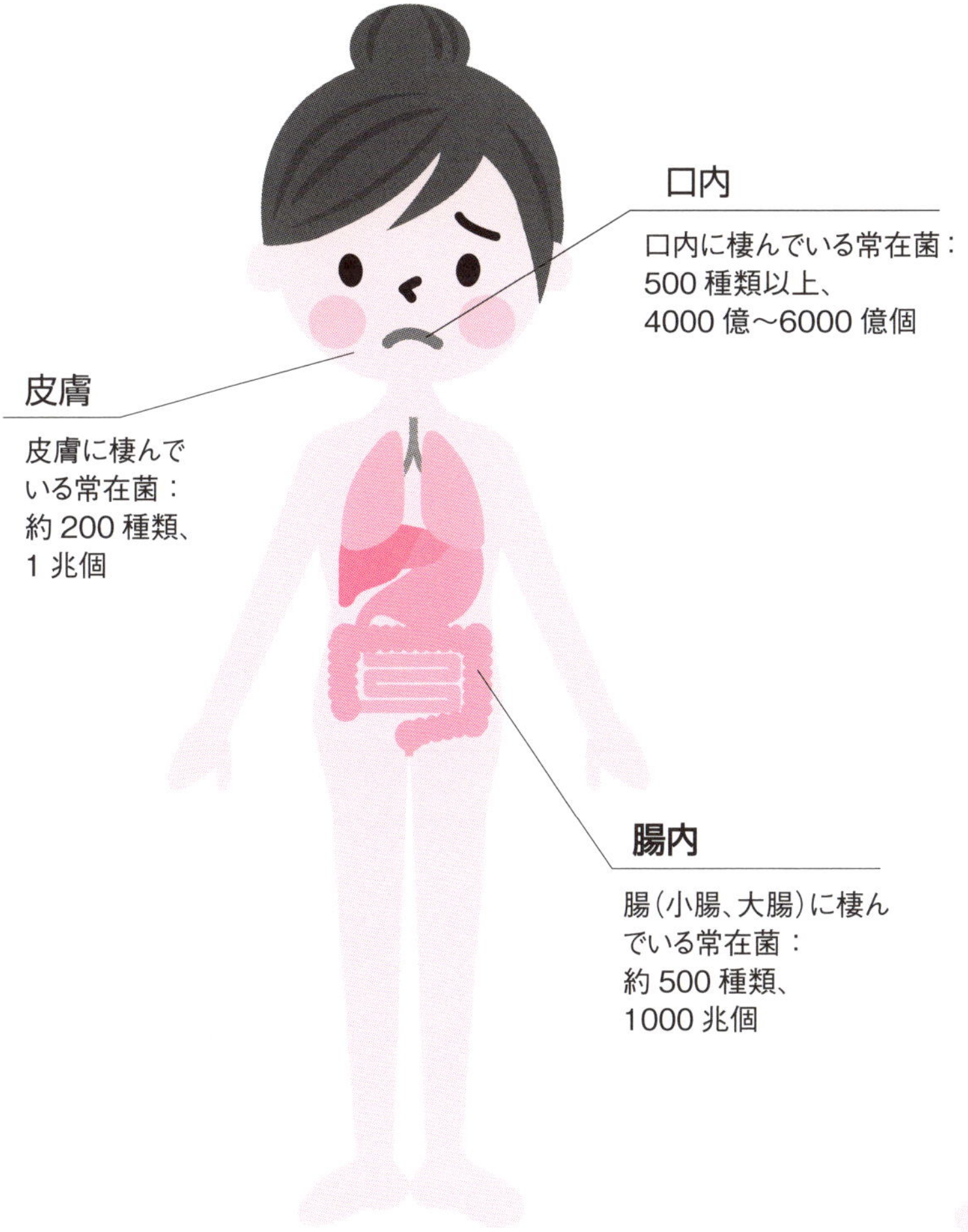
口内
口内に棲んでいる常在菌：
500 種類以上、
4000 億～6000 億個
皮膚
皮膚に棲んでいる常在菌：
約 200 種類、
1 兆個
腸内
腸（小腸、大腸）に棲んでいる常在菌：
約 500 種類、
1000 兆個

花粉症にも関係しているってホント？

酪酸を出す細菌は花粉症やアレルギーを防ぐ手助け

体が外敵と戦うための免疫機能の担い手である「T細胞」という免疫細胞は、体内に入ってきた病原菌などを攻撃し排除します。このT細胞が、本来は無害な花粉などに過剰反応してしまうのがアレルギーです。

ヒトの体はうまくできていて、T細胞が暴走しないようにブレーキをかける細胞もあります。それが、「Tレグ（制御性T細胞）」で、うまく働いていると、アレルギーも起こりにくくなります。

面白いのは、T細胞とTレグは、もともとは同じT細胞なのです。完全なT細胞ができていく過程で酪酸が関わると、T細胞には成長せずTレグに変化します。

腸内細菌の中には食物繊維を餌にして酪酸を作る菌もいます。腸には全身の免疫細胞の約6～7割が集まっているので、腸内に酪酸があることで、Tレグも増えるわけです。

つまり、食物繊維を食べて酪酸を出す腸内細菌がTレグを増やして、花粉症やアレルギーを防ぐ手助けをしていたのです。

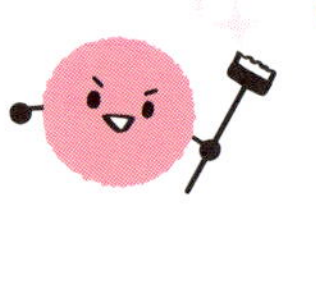

腸内細菌がアレルギー予防を手助けする

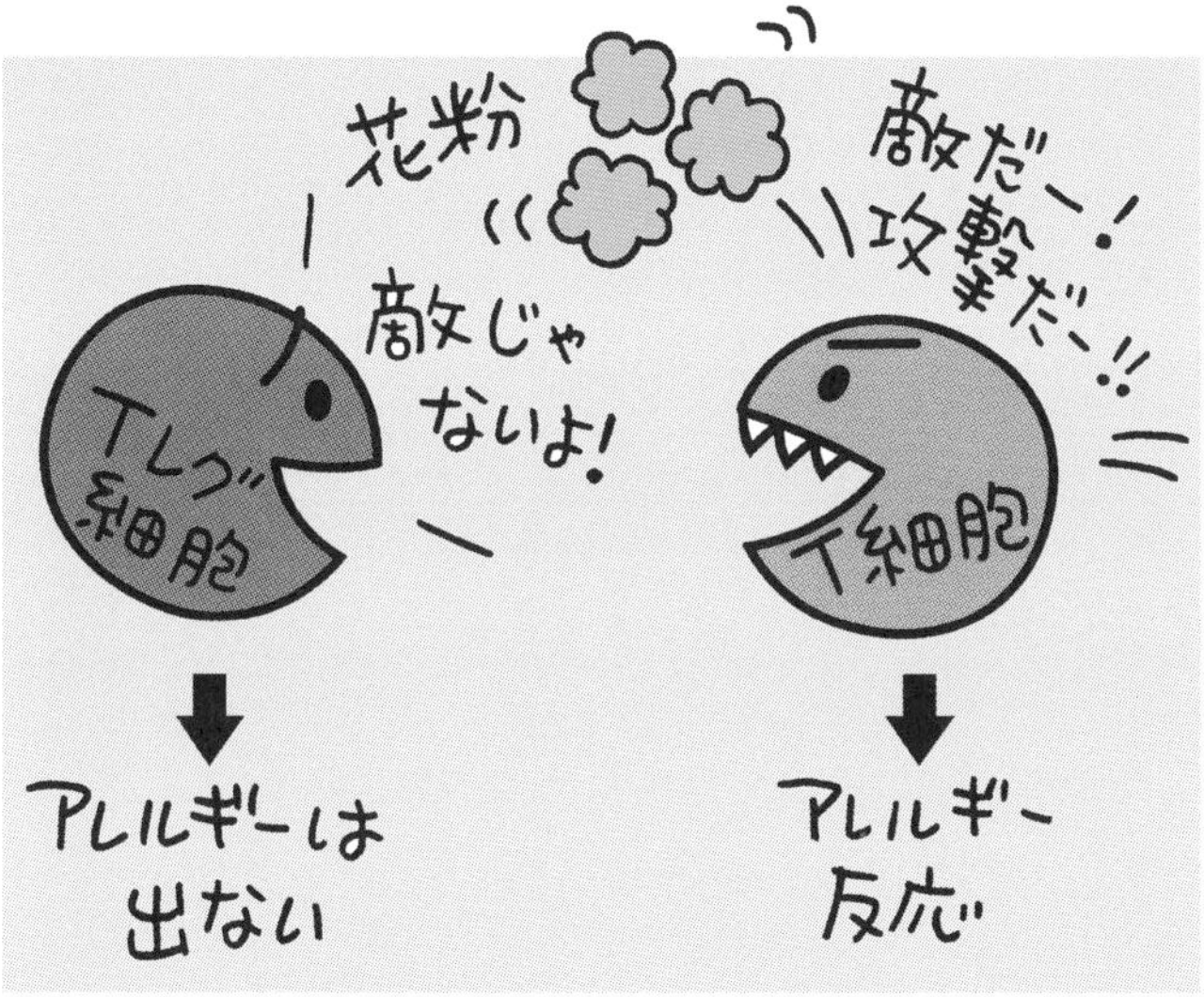

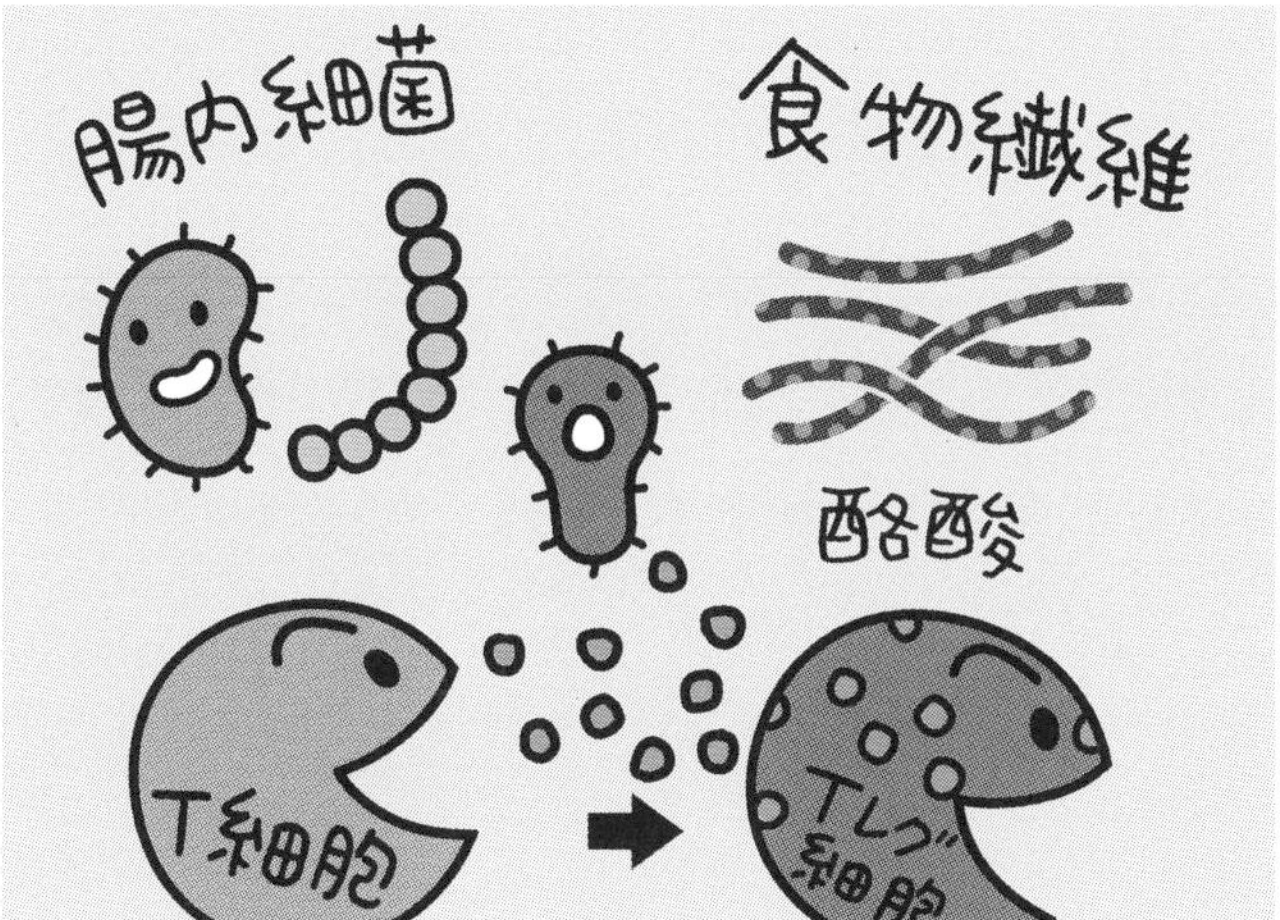

美容にも深い関係があるってホント？

美肌物質を作る腸内細菌も棲んでいる

驚くことに、腸内細菌は私たちの美容にも、とっても深い関係を持っています。腸内細菌がヒトの健康を守るために必要な、いろいろな種類の物質を作り出していることは、前のページでもお話しした通りです。

そうした物質の一つに、美肌に影響する物質「エクオール」もあります。

エクオールは、ある腸内細菌の働きによって、大豆のイソフラボンから作られます。そして、日本人の二人に一人ほどがこの腸内細菌を持っています。

この菌を持っていない人に、エクオールの錠剤を一定期間飲んでもらった実験データがあります。エクオールを飲んだ人と、飲まない人を比べたところ、飲まなかった人の目尻のシワは深くなっていきました。ところが、飲んだ人は反対にシワが浅くなっていきました。

このことからも、シワが少ない人は、エクオールが補充されていると考えられます。しかも、エクオールの錠剤を飲まなくても、エクオールを作り出す腸内細菌が棲んでいれば、美肌になると考えられます。

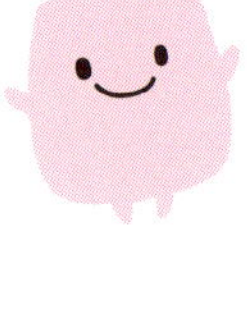

エクオールの服用でシワが浅くなる?!

約90人の女性に3カ月間、エクオールを飲んでもらった実験

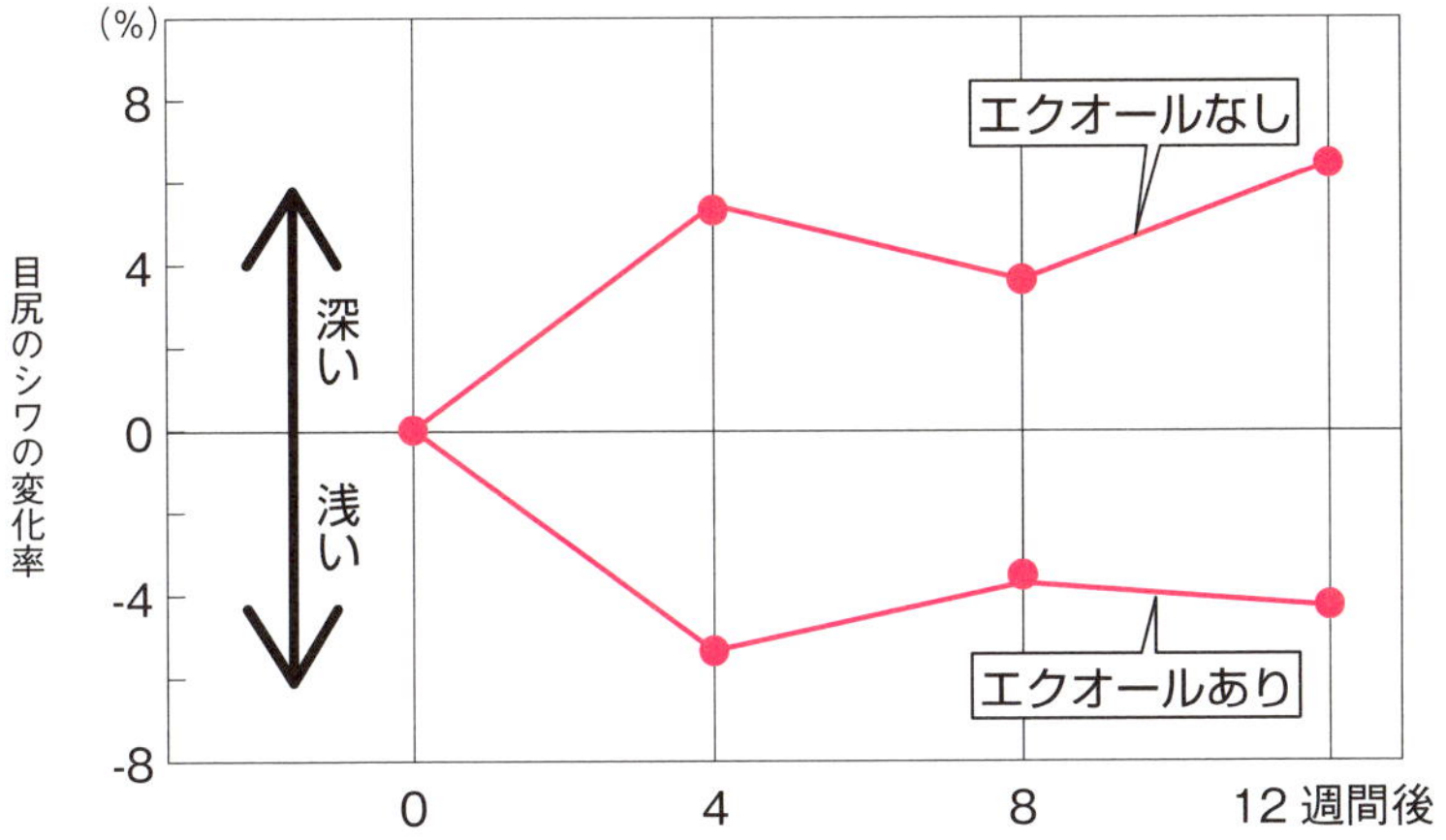

出典：Matsunaga et al. The Journal of The North American Menopause Society 2011

プラセボ（偽薬）を一定数使い、エクオールが含まれている錠剤かどうかわからない状態で、実験した。

（藤田保健衛生大学　松永佳世子教授の実験データより）

肥満を防ぐ腸内細菌がいるってホント？

脂肪の蓄積を防ぐ物質を作ってくれる

腸内細菌のなかには、肥満を防ぐ物質を作り出す菌もいます。

アメリカ・ワシントン大学のジェフリー・ゴードン教授の研究結果によると、肥満の人の腸内フローラには、短鎖脂肪酸を作り出す「バクテロイデス」というグループの腸内細菌が極端に少ないことがわかっています。

ヒトの体の脂肪細胞は、いざというときに備えて脂肪を蓄えます。そのチェック機能を担うのが、短鎖脂肪酸。腸内細菌がその短鎖脂肪酸を作り出すと、脂肪細胞が感知して脂肪の蓄積を止めるしくみになっているのです。

肥満のマウスの腸内フローラに、外部からバクテロイデスを補う実験をしたところ、肥満がストップすることがわかりました。つまり、バクテロイデスは、肥満を防いでくれる腸内細菌といっても良さそうなのです。ちなみに、短鎖脂肪酸の一つ「酢酸」は、「酢」のことです。食用酢を飲んでも肥満を防ぐ効果はありますが、バクテロイデスがお腹の中で活発に活動していれば、勝手に酢酸を体の中で生み出してくれます。

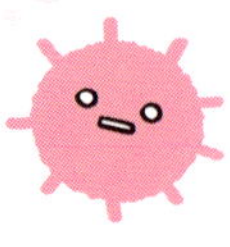

腸内細菌が脂肪の蓄積を止めている

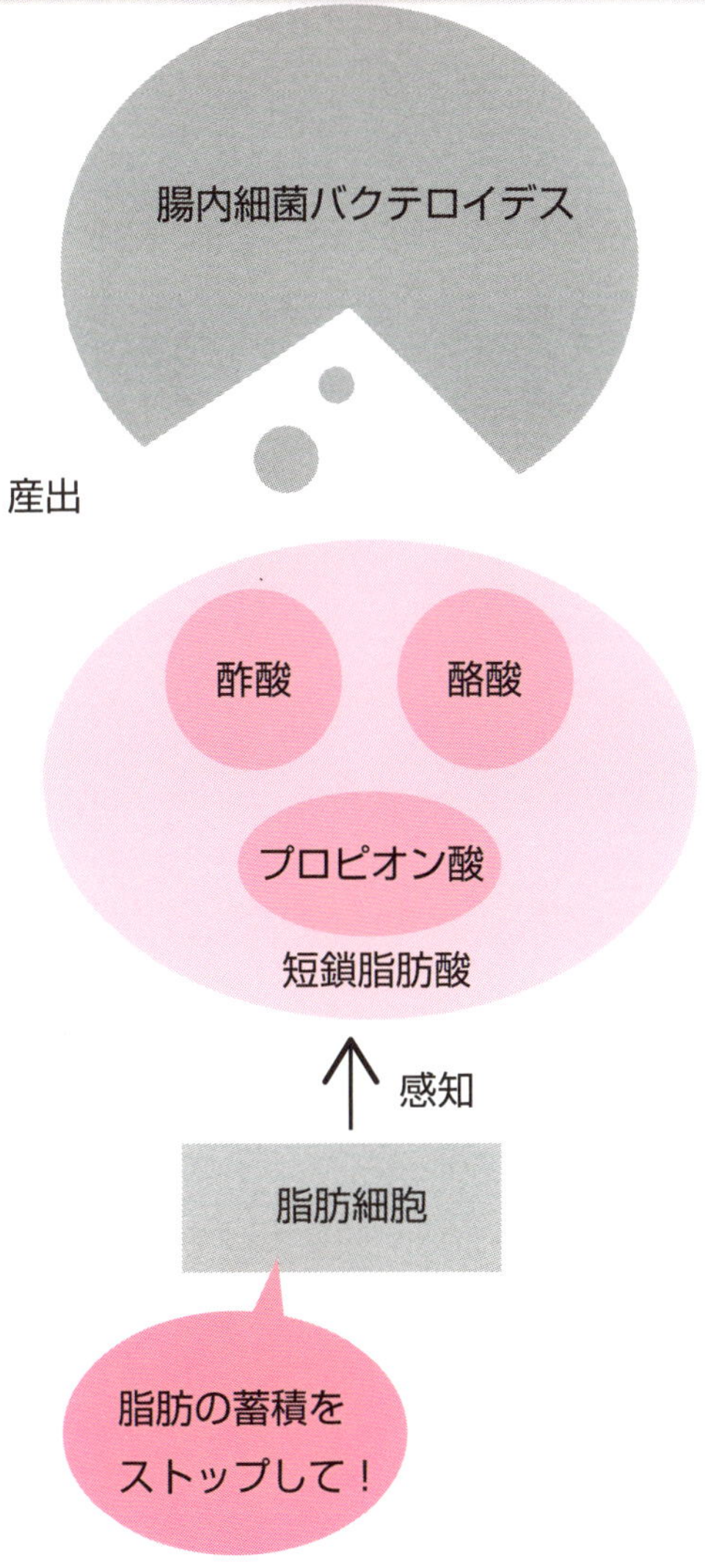

腸と脳が直結しているってホント？

腸内細菌は脳の覚醒や心の安定にいい物質も作る

腸には、猫の脳と同じ程度の数の、脳と同じ働きをする神経細胞があります。そのため、脳からの命令がなくても自動的に食物を消化・吸収したり、体に害があるものを下痢や嘔吐などによって体の外へ排出したりしています。

加えて、ヒトの腸と脳は「迷走神経」というホットラインで直結しています。この迷走神経を通じて、腸で作られたドーパミンやセロトニンなどの神経伝達物質が脳に働きかけている可能性も高いと考えられています。

たとえば、ヒトの感情のうち、快感を感じる働きには「ドーパミン」が関係しています。ドーパミンは、普通は脳幹で分泌されていますが、実は腸内細菌も体内のドーパミンの半量ほどを作り出しているといわれています。他に、脳を目覚めさせたり、心を鎮めて安定させたり、痛みを軽減したりする働きのある「セロトニン」を作り出す腸内細菌もいます。

また、腸内細菌が作り出した短鎖脂肪酸を交感神経が感知すると、全身に代謝を上げる指令が出され、余分な脂肪が蓄積されずにすみます。

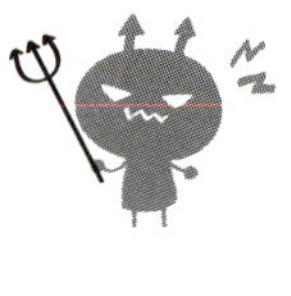

腸で作られる通称「脳内ホルモン」

神経伝達物質とは……

体内で様々な指令を目的の器官に届けるための電気信号が、神経伝達物質だ。神経伝達物質の種類によって、届ける情報の内容が異なる。俗に「脳内ホルモン」と呼ばれることもある。

ドーパミン	「気持ち良い」「心地よい」と感じたときに分泌されるホルモンで、運動機能や認知機能などに関わる。つまり、ドーパミンが分泌されると快感を感じたり、やる気が出たりする。 学習や記憶といった能力にも影響を与える。欠乏するとイライラしてストレスの原因となる。過剰になると様々な依存症の原因になる。
セロトニン	好きなこと・楽しいことをしているときに分泌され、また、太陽光を浴びると脳内での合成が活発になる。アドレナリンとドーパミンの2つが過剰になって暴走しないように調節しているので、精神を安定させる働きがある。 欠乏すると脳機能が低下したり、心のバランスが崩れる原因になったりする。

性格やうつ病にも関係あるってホント？

積極的なマウスの腸内フローラを臆病なマウスに移植すると積極的に

腸内細菌が神経伝達物質を作り出すことで、「楽しい！」「嬉しい！」「幸せ！」といった感情を左右しているといわれますが、マウスを使った実験では、腸内フローラが「積極的」「慎重」「臆病」といった性格にまで影響することがわかっています。

ストレスは、食事の乱れなどと並ぶ、腸内環境を悪化させる一大要因といわれています。実際にストレスが原因で便秘と下痢をくり返す「過敏性腸症候群」を発症する例もよくあります。過敏性腸症候群の人がうつ病を発症しやすいところから、腸内細菌とストレスの関係を明らかにするために、マウスを使った次のような実験が行なわれました。

積極的なマウスの腸内フローラを臆病なマウスに移植すると、臆病なマウスは積極的になりました。逆に、積極的なマウスに臆病なマウスの腸内フローラを移植すると、積極的だったマウスが臆病な性格になってしまったのです。

また、うつ状態にあるマウスにビフィズス菌の一種「ロンガム菌」を飲ませると、うつ状態が改善するという実験データもあり、現在はヒトでの治験も始まっています。

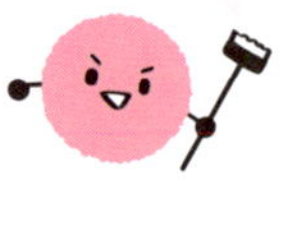

便移植でマウスの性格が激変

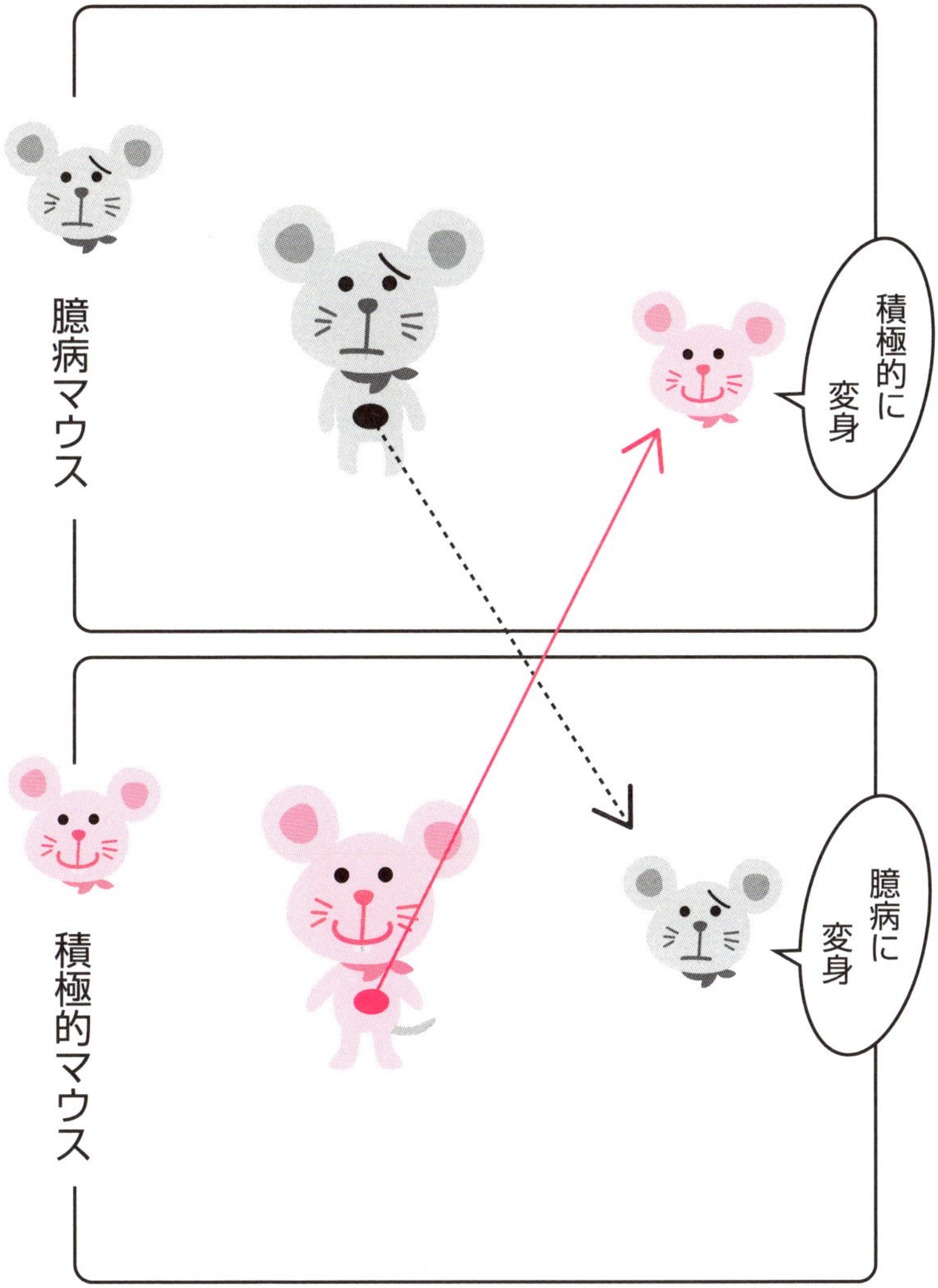

ウンチで腸内細菌がわかるってホント？

「ウンチチェック」を生活習慣にする

ヒトのウンチは、かなりの部分が腸内細菌の死骸で占められているといわれています。

ときには、腸内細菌が生きたまま腸を素通りし、ウンチに紛れて体の外に出て来ることがあることもわかってきました。

ウンチのことを「便」といいますよね？　便という漢字は「便り」のことを表わします。

つまり、ウンチは体からの便り、とくに腸からのメッセージなのです。ですから、毎日排出される便を見れば、腸からの
「今は調子がいいよ！」

「なんだか今日は調子がよくないよ」

というメッセージを読み取ることができます。

毎日のウンチをチェックすることは、誰にでもできる腸内細菌のチェック法です。

ぜひ、毎日の生活習慣に、「ウンチのチェック」を取り入れてください。

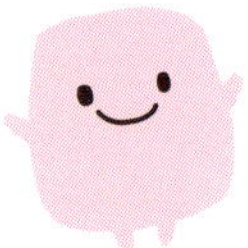

腸運博士のウンちく

将軍も「ウンがたより」

徳川幕府の三代将軍家光の「誕生の間」を江戸城から移築して保存している埼玉県川越市の喜多院。ここは、徳川家康の庇護を受けた天海和尚が住職を務めた寺院です。

この「誕生の間」には、将軍のトイレ（厠）というちょっと意外な展示物もあります。

さて、この厠では、長いヘラ状のものが日常的に使われていました。このヘラ、何に使われたかというと、将軍の健康チェック。将軍の便をこのヘラで採集し、ご典医（医師）が見て、その日の健康状態をチェックしたというのです。将軍もやはり、健康の「便り」を大切にしていたのですね。

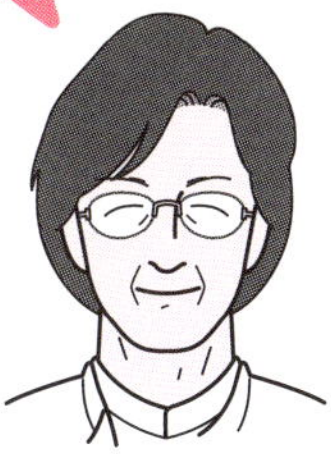

「腸相」で性格までわかるってホント？

腸内細菌の顔ぶれが細かくわかる時代に

腸の働きや腸内細菌の働きについての研究は、近年ますます進んでいます。

すでにお話ししたように、人の体の中で、腸はそれまでに想像されていた以上に重要な機能を持っていることがわかってきました。また、腸内フローラの実態が明らかになるにつれ、腸内細菌は健康だけでなく性格にまで大きく関わることもわかってきました。

腸内細菌を調べるには、腸内細菌そのものをお腹の中から取り出して、顕微鏡で覗きます。実際には、ウンチを採取して、その組成を分析したり、そこから採取した菌を培養したりといった研究が行なわれています。

検便によって、自分の腸内フローラを把握できるようにもなっています。どのくらいの数の腸内細菌が棲んでいるのか、その種類は何種類ほどで、どのような顔ぶれなのか、そうしたことまで、細かくわかります。

ですから、便を調べることによって、一人ひとりの腸内フローラの様子、つまり「腸相」がわかり、健康状態から性格まで把握できるようになったのです。

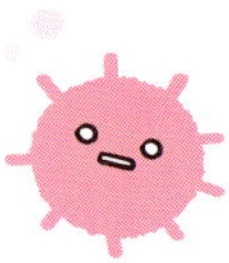

腸運博士の
ウンちく

人間チクワ論

人間は、チクワみたいなもの。そういったら皆さんは驚くでしょうか？　チクワってキュウリやチーズを穴に詰めて食べたりする、魚のすり身で作った、あの竹輪です。

でも、ちょっと考えてみてください。口から食道、胃、十二指腸、小腸、大腸といった内臓を通り、肛門まで一本の穴が、長いパイプのようにつながっているでしょう。そしてチクワの外側と内側は、実はひと続きの面であるように、口と肛門は体の皮膚とつながっています。

ということは、腸が汚いと、つながっている皮膚も汚いということです。

「かわいい」という言葉の語源は、一説によると「皮がいい」であるのだとか。つまり、皮がよくないとかわいくないということ。化粧品で取り繕うよりも、まず腸内をキレイにすることが「皮いい」につながるんですね。

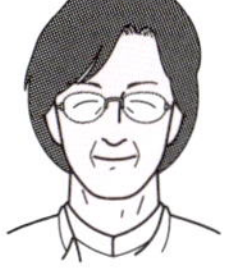

将来の病気までわかるってホント？

自分の体に合う乳酸菌や食事をチェックする

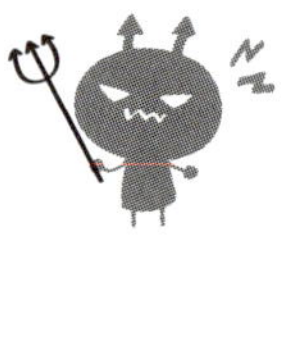

検

便によって、自分のお腹の中にいる「腸相」すなわち腸内細菌のことがわかる分析レポートを出してくれるキットが各社から出ています。

腸内細菌の種類は案外多様で、現在の検査値の平均では80種類です。ところが最高では150種類と平均の2倍近い種類の菌を持っている人もいます。逆に平均よりも大幅に少ない人もいます。ただし、何種類が適正値なのかは、まだ研究中です。

たとえば、「腸内フローラ解析」は、腸内細菌の多様性を把握するために500種類以上の菌を調べることができ、そのうち39種類の菌にフォーカスして、25種類のことがわかるようなキットです。

こうした検査キットによって腸相を知れば、さまざまな病気や体調不調（肥満、体臭、老化）の原因菌や予防菌の存在、比率などがわかり、将来の病気や不調、美容や性格のことまで占うことができます。それだけでなく、自分の体に合う乳酸菌や食事の種類もチェックできるので、将来のトラブルを防ぐ方法もわかるのです。

人によって異なる腸内フローラの様子

腸内細菌を分析すると……

Aさん（男性・60代）

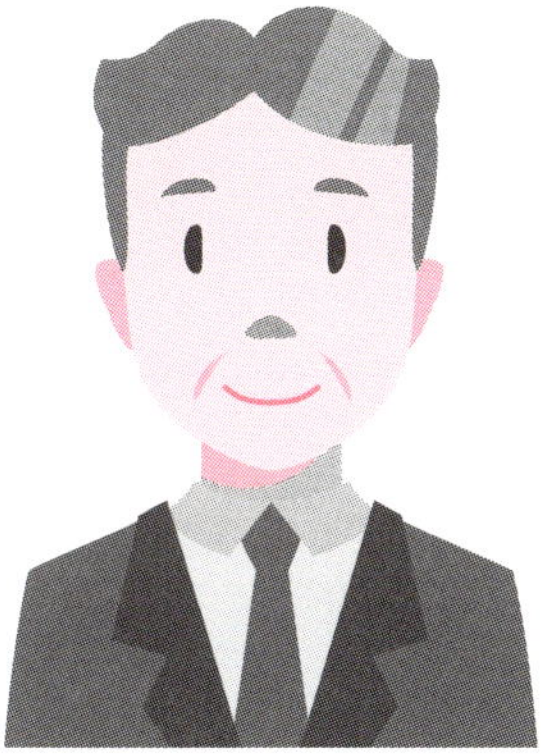

腸内細菌の種類

約 **150** 種

Bさん（男性・30代）

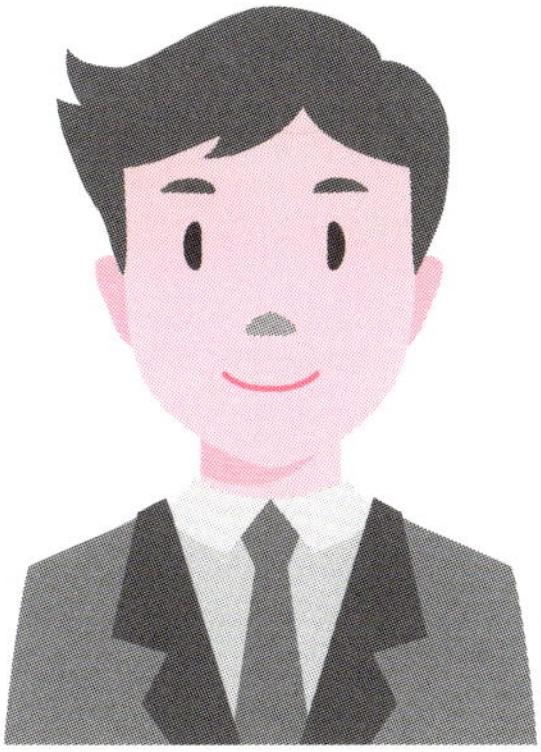

腸内細菌の種類

約 **80** 種

人によってこんなに違う！

劇的に改善する腸活があるってホント？

腸活でホルモン分泌の活性化や精神面の変化を促す

冒頭にご紹介した長谷川ろみさんは、帰国後も留学時と同じ生活を続けて、最終的には数10キロのダイエットに成功しました。

　もちろん現在も、腸内細菌に優しい、腸の働きを向上させる生活「腸活」を続けています。たとえば、日頃はなるべくいろいろな種類の食品や食材を食べるようにすること、発酵食品をたっぷりと食べること、便秘体質そのものは変えられないので、お通じをスムーズにするために、自分の体に合うオクラの食物繊維とキムチを多めにとることなど、日々の食生活の工夫をして、さまざまな「腸活」を行なっています。

　腸内環境を整えることで、ホルモンの分泌が活性化し、精神面も変化してきます。ですから、自分のことをネガティブだな、自信が足りないな、と思う人にも、腸活を試してほしいと長谷川さんは考えています。

　そう、自分の腸内環境を把握して、腸内環境を整える「腸活」をすれば、腸の働きも向上します。便移植をしなくても、劇的改善が見込めるのです。

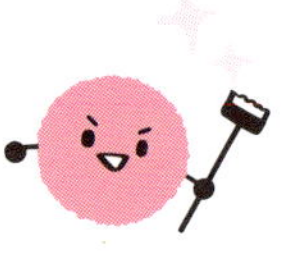

Part 2

清潔文化が大きな間違いだった理由！

出産時の赤ちゃんが細菌と接触する理由

一生、細菌と関わり続ける

じつは、赤ちゃんがお母さんから生まれてくる前、つまりお母さんの胎内にいる間は、まったくの無菌状態です。お母さんの体で作られる栄養だけをヘソの緒を通じて吸収し、成長しているからです。

細菌との接触が始まるのは、胎内を出て、お母さんの産道を抜けるときです。お母さんの産道に棲んでいる細菌と初めて接触し、さらに外気に含まれる細菌に触れます。それからは一生、細菌と関わり続けます。

生まれて数日後の赤ちゃんの腸内には、ヨーグルトでおなじみのビフィズス菌がたくさん棲んでいます。

このビフィズス菌は、お母さんの母乳に含まれているオリゴ糖をエサにしてさらに増えていき、悪玉菌から赤ちゃんの腸を守ります。それとともに、ビフィズス菌は酢酸を出して腸の細胞を丈夫にする働きもしています。生まれたてで、まだ免疫の機能も弱い赤ちゃんにとって、ビフィズス菌は正義の味方なのです。

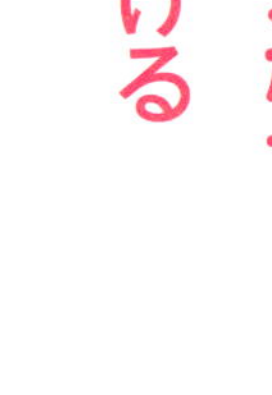

腸運博士の
ウンちく

帝王切開と普通分娩

普通分娩は、新生児がお母さんの体から常在菌を分けてもらうためにも、理にかなった出産です。というのも、お母さんの産道に棲む細菌を分けてもらえるだけでなく、腸内や肛門に棲む細菌を口にする機会もあるからです。

普通分娩の乳幼児と帝王切開の乳幼児の腸内フローラを比較したところ、普通分娩で生まれた子には、お母さんの膣内の細菌が含まれていますが、帝王切開で生まれた子の腸内細菌は数が少なく、種類も皮膚常在菌が中心という研究結果もあるそうです。

また、衛生水準が異なる病院の赤ちゃんを比較したところ、衛生水準が高い病院で生まれた赤ちゃんの方が腸内細菌の種類が少なく、アレルギー症状が見られる率が高いという結果になったそうです。

生まれた病室内の菌が見つかるという報告もあるそうで、今後は、病院内の菌によって病院を選ぶ時代が来るのかもしれません。

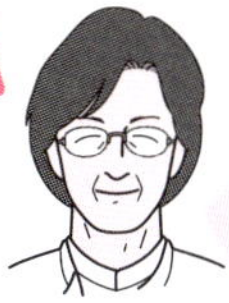

赤ちゃんが何でも舐《な》めようとする理由

過度な清潔主義を見直す必要があるかも

赤ちゃんに母乳が推奨されるのは、乳酸菌などの善玉菌を優位にし、免疫機能を高めるからです。やがて赤ちゃんが成長し、母乳以外の食品も摂るようになると、大腸菌をはじめとするさまざまな菌も腸の中で増えてきます。しだいに、いく種類もの細菌のコロニーが作られ、一生腸内に棲み続けるようになります。

子どもの腸内の細菌の顔ぶれは、お母さんから受け継いだ細菌や、離乳食などの食事の内容などで、3歳までにひとまず決まるといわれています。その後は、食事内容や生活習慣、生活環境などの影響を受けながら、その人固有の顔ぶれになっていきます。

赤ちゃんはなんでも口に入れたがりますが、この行動は多様な菌を集めるためではないかという説もあります。

最近は、赤ちゃんの時期から、清潔にすることが大事だと考えて、神経質なほど除菌をするケースが増えています。しかし、人は一生、細菌と共存しながら生きていくわけなので、今後は過度な清潔主義を考え直す必要があるかもしれません。

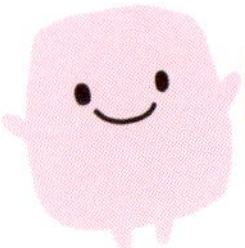

腸運博士のウンちく

コアラの赤ちゃんの〝便移植〟

コアラの赤ちゃんは生まれてしばらくはお母さんのお乳を飲みますが、やがて大人と同じようにユーカリの葉を食べるようになります。

しかしその前に、ある離乳食を食べなければ、ユーカリの葉を食べられるようになりません。というのも、ユーカリの葉には燃料に使える油がたくさん含まれていて、動物にとっては毒になるからです。もし離乳食を食べなかったら、赤ちゃんの腸では毒を分解・消化できず、死んでしまうでしょう。

ですから、離乳食によって親と同じ腸内細菌が移植されることで、赤ちゃんは大人と同じようにユーカリの葉を食べられるようになるのです。

では、その離乳食とは何でしょうか？

それは、お母さんのウンチです。ウンチに含まれている腸内細菌を、文字通り便移植するわけです。

他の動物と食べ物を奪い合わずに済むように、腸内細菌を味方につけて進化したのですね。

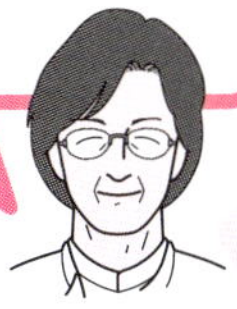

腸内フローラも「臓器」である理由

心臓や脳よりもはるかに重い

腸内に棲んでいる菌の数は、何と１０００兆個といわれています。しかし、菌の種類によっては、腸内を出て死んでしまうものもありますから、実際にはもっと多いのではないかと考えられています。

ヒトの全身の細胞数は60兆個といわれているので、腸内にいる細菌の数のほうが多いことになります。重さにすると、なんと２０００グラム！　大人の心臓の重さが２００から３００グラム、脳の重さは１２００から１５００グラムなので、それよりもはるかに重いことになります。腸内細菌のフローラを「一つの臓器」であると考える研究者もいます。

腸内に棲む細菌の種類は、５００種類以上ともいわれています。これらの菌の中には、ヒトの体に対して良い働きをする菌もいれば、悪い働きをする菌もいます。そこで、菌の性質を分類するために便宜上、「善玉菌」「悪玉菌」「日和見菌」の3種類に分けています。とはいえ、「悪玉菌」とされる菌にも、じつは大切な役割があるため、一概に排除するのが良いとはいえないのです。

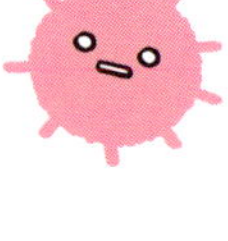

体内に棲息する菌の重さ

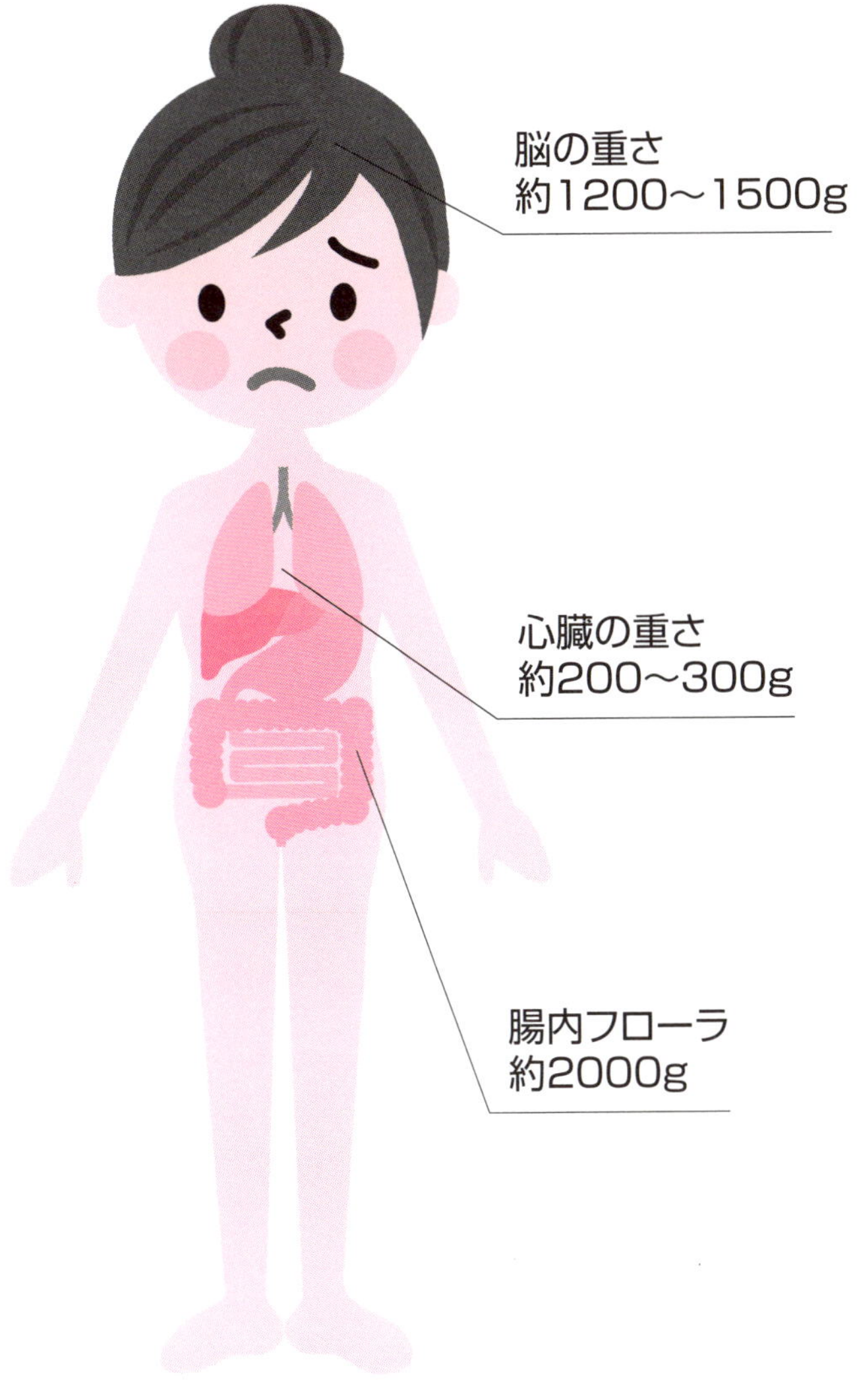
脳の重さ
約1200〜1500g
心臓の重さ
約200〜300g
腸内フローラ
約2000g

善玉、悪玉と単純に分類できない理由

善玉菌、悪玉菌、日和見菌のバランスが重要

ヒトの社会には「完全な善人」も「完全な悪人」もいないし、大多数は「普通の人」であるように、腸内細菌も「良い菌」「悪い菌」とはっきりと分けることは難しいのです。

「善玉菌」に分類される菌は、健康維持や老化防止など私たちの体にとって好ましい影響があるとされています。善玉菌に分類される代表的な菌は、ビフィズス菌や乳酸菌。ビタミンの合成や消化吸収の補助、感染防御、免疫刺激などの働きをします。

「悪玉菌」は、人の体にとって悪影響を及ぼすとされています。代表的な菌は、有毒株があるウェルシュ菌、ブドウ球菌、大腸菌。腸内腐敗、細菌毒素の産生、発ガン物質の産生、ガス発生など、体に好ましくない作用を引き起こします。

「日和見菌」は、まさしく腸内細菌のパワーバランスを日和見しています。善玉菌が優性だとそちらに荷担し、悪玉菌が強くなるとそちらに荷担します。

たとえば「日和見菌感染症の発症」にはバクテロイデス、大腸菌（無毒株）、連鎖球菌などが関係しています。

単純に善悪で分けられないけれど……

善玉菌 乳酸菌（乳酸桿菌、ビフィズス菌、フェーカリス菌、アシドフィルス菌など）、糖化菌（納豆菌、酵母菌、麹菌など）

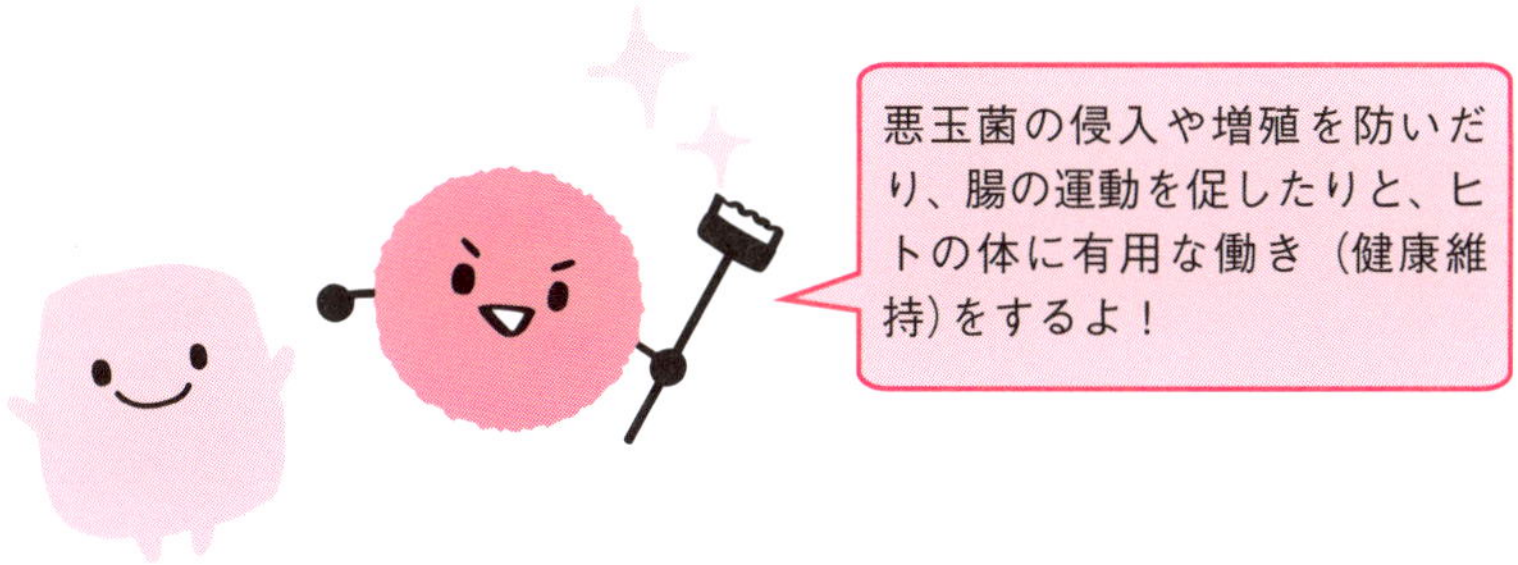
悪玉菌の侵入や増殖を防いだり、腸の運動を促したりと、ヒトの体に有用な働き（健康維持）をするよ！

日和見菌 バクテロイデス、大腸菌（無毒株）、連鎖球菌など

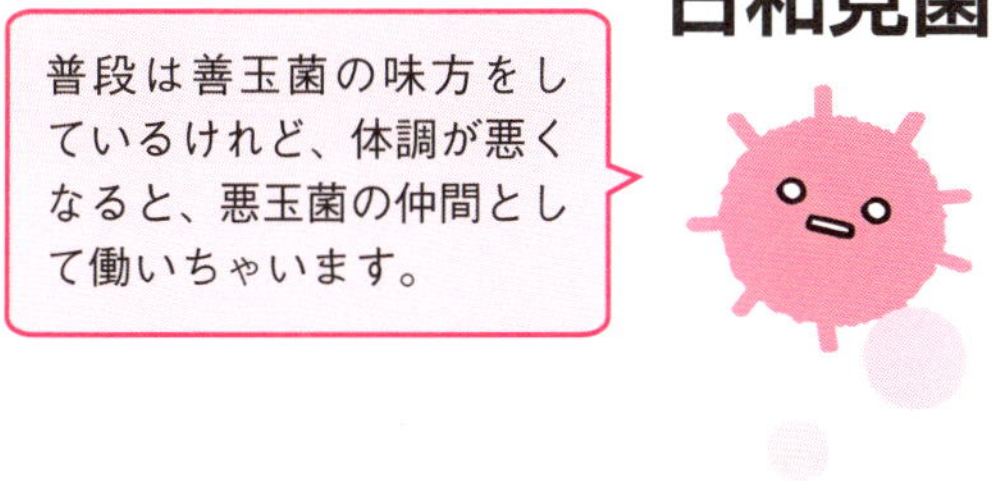
普段は善玉菌の味方をしているけれど、体調が悪くなると、悪玉菌の仲間として働いちゃいます。

悪玉菌 ブドウ球菌（黄色ブドウ球菌など）、クロストリジウム（ウェルシュ菌など）、病原性大腸菌、ベーヨネラなど

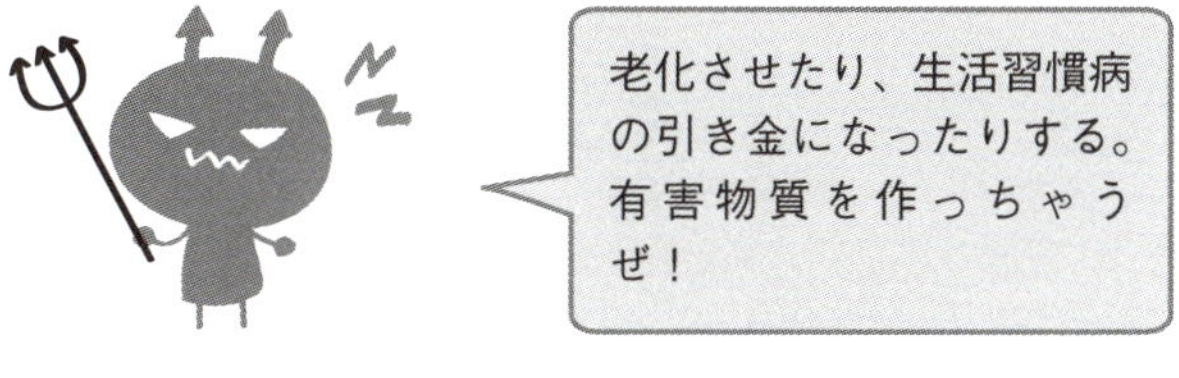
老化させたり、生活習慣病の引き金になったりする。有害物質を作っちゃうぜ！

腸内が善玉菌だけではいけない理由

善玉菌と悪玉菌と日和見菌のベストバランスは 2割対1割対7割

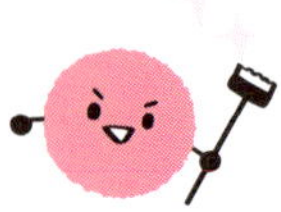

非常に種類が多い腸内細菌の研究はまだ、さほど歴史がありません。この20年ほどの間に急速に研究が進んだことで、目立って有益な働きをする善玉菌や、とくに有害な毒性を持つ悪玉菌については、いろんなことが明らかになってきています。

たとえば、善玉菌が一定の割合さえ保っていれば、大多数の日和見菌は善玉菌を応援しますし、悪玉菌も悪さをすることはありません。それどころか、悪玉菌である大腸菌にも、じつは大切な役割があるのです。

また、善玉菌が増え続けてある段階を超えてしまうと、腸内細菌全体のバランスが崩れて、体に悪影響が出てくることもあります。

明らかに、善玉菌と悪玉菌と日和見菌のベストバランスを維持することが健康にいちばんいいのです。悪玉菌を取り除くことも、全てを善玉菌にすることも必要ないのです。

善玉菌と悪玉菌と日和見菌のベストバランスは、2割対1割対7割とされています。このバランスを保つことが、私たちの健康を左右する大切な要因になっています。

ベストバランスは2:1:7

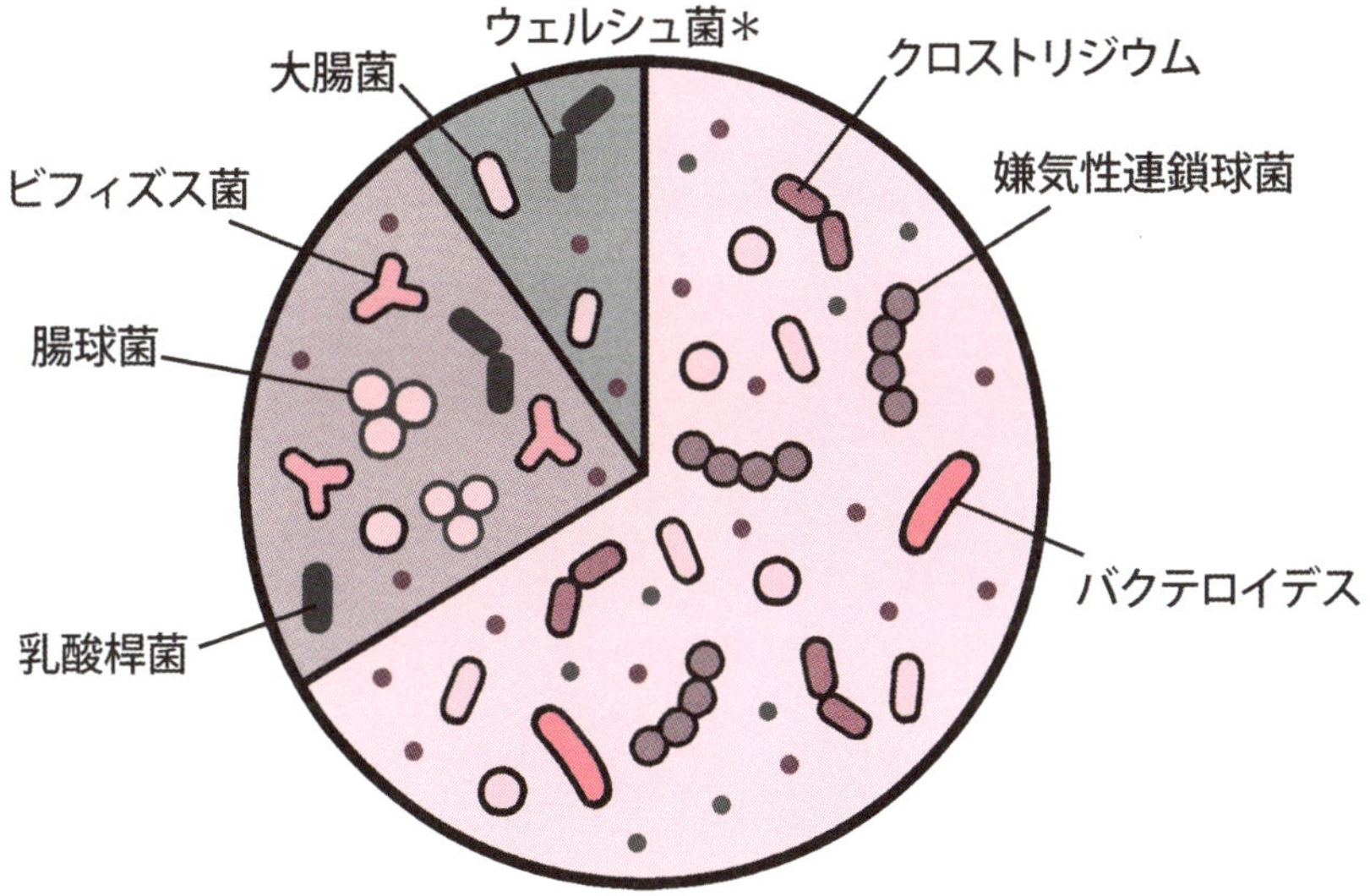

善玉菌 20%：悪玉菌 10%：日和見菌 70%

*ウェルシュ菌はクロストリジウムの一種だが『悪玉菌』に該当する。

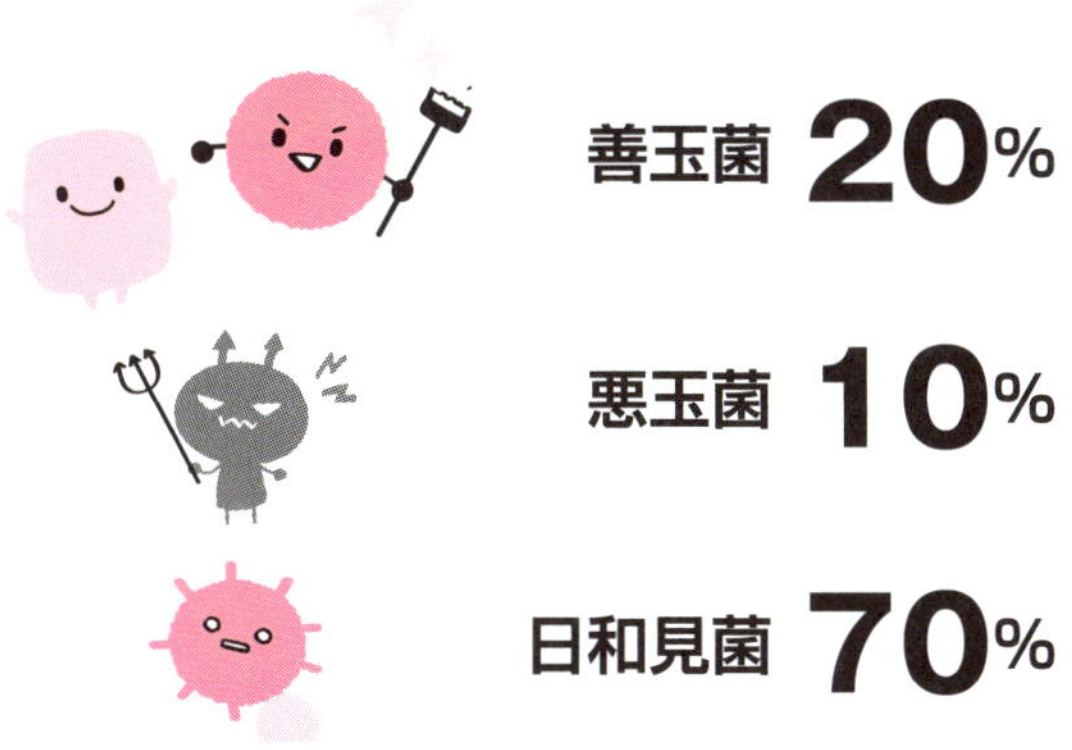

悪玉菌の存在だって必要な理由

乳酸菌も大腸菌のおかげて腸内に棲める

悪玉菌が存在するのには、それなりの理由があります。たとえば、病原性の細菌が原因で食中毒に見舞われることがありますが、全ての人が発症するわけではありません。免疫の働きによって病原菌が排除されるからです。免疫細胞が特定の菌を「体の敵」と認識して作用するには、少量の悪玉菌に感染して「事前学習」しておく必要があります。

そのほかにも、悪玉菌自体が良い働きをしている面があります。たとえば悪玉菌の代表格である大腸菌は、人体に必要なビタミンを合成する働きもしています。もちろん、悪玉菌が増えすぎると腸内腐敗を起こし、さまざまな有害物質を分泌するのですが。

驚くことに、善玉菌として知られる乳酸菌は、大腸菌の助けを借りて生きています。というのも、乳酸菌は酸素が苦手（嫌気性といいます）な菌なのですが、大腸菌が酸素を食べてくれるので、乳酸菌は腸内に棲めるのです。

ですから大切なことは、腸内の悪玉菌や病原菌といわれる細菌を完全に排除することではないのです。いろんな細菌がバランスよく共存していることが大切なのです。

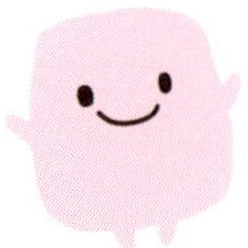

主な腸内細菌

	特色	代表的な菌	作用
善玉菌	悪玉菌の侵入や増殖を防いだり、腸の運動を促したり、ヒトの体に有用な働き（健康維持）をする	乳酸菌（乳酸桿菌、ビフィズス菌、フェーカリス菌、アシドフィルス菌など）、糖化菌（納豆菌、酵母菌、麹菌など）	ビタミンやホルモンなど有用物質の産生、消化吸収の補助、腸の蠕動運動、感染防御、免疫刺激・活性化、脂質代謝
悪玉菌	有害物質を産生して、ガンや肝機能低下など生活習慣病の引き金となったり老化を促進したりする	ブドウ球菌（黄色ブドウ球菌など）、クロストリジウム（ウェルシュ菌など）、病原性大腸菌、ベーヨネラ	腸内腐敗、細菌毒素や発ガン物質など有害物質の産生、ガス発生、便秘、免疫機能低下
日和見菌	通常時は善玉とも悪玉ともいえず、不調時に悪玉菌として働く	バクテロイデス、大腸菌（無毒株）、連鎖球菌	単独では影響なし。悪玉菌優勢時に有害に作用する

汚肌菌は悪いと一方的にいえない理由

皮膚の常在菌を殺菌しすぎると、かえって肌が荒れる

美容に関心が高い女性なら、こんなことを聞いたことがあるかもしれません。

「洗顔しすぎると、かえってニキビなどの吹き出物が悪化する」

アクネ菌という皮膚のフローラに棲んでいる菌が、ニキビなどの吹き出物に関わることは聞いたことがあるでしょう。脂質を好み、毛穴を塞ぐため、炎症を引き起こす原因になるのです。それで、洗顔剤のコマーシャルなどではことさら悪役のように語られています。

ところが、アクネ菌には肌の表面を弱酸性に保って、有害な菌が肌に棲みつくのを防ぐ役割もあり、厳密な意味では「汚肌菌」とはいえないのです。そのように皮膚トラブルの原因となると思われてきた菌であっても、たいていは悪さをしません。

「美肌菌」と呼ばれる表皮ブドウ球菌のように、お肌をプリプリに保ってくれるありがたい菌とのバランスが崩れることが問題なのです。

このことを知らずに、ニキビ予防のためといって皮膚の常在菌を殺菌しすぎると、かえって肌が荒れて美しさが失われるという悲しいことも起こってくるのです。

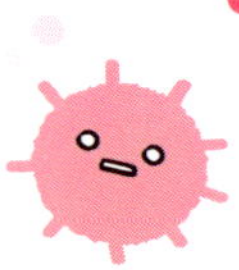

洗顔しすぎは美肌を損ねる

アクネ菌の性質

脂質が大好き！

→ 毛穴を塞ぎ、ニキビの原因に!!

肌を弱酸性に保つ

↓

有害な菌の増殖などを防ぐ

洗顔で殺菌しすぎると、必要な菌までいなくなってしまう

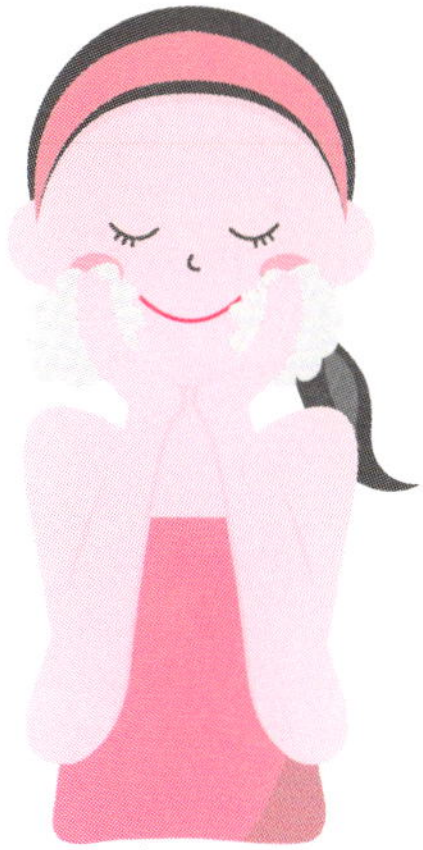

常在菌との付き合いが大切な理由

抗生物質入りの餌を食べる鶏は病気にかかりやすい!?

ある発酵の研究者には三人のお子さんがいましたが、第一子だけがひどいアトピーでした。菌の研究をしているうちに、常在菌とうまく付き合ったほうがアレルギー予防になるのではないか、と考えるようになったそうです。第一子のときはとにかく除菌に気を配り、周囲のものを全て消毒していましたが、第二子、第三子はそうしないで、子どもがいろいろなものを舐めるままにしていたことに気づいたからです。

近年、鶏肉に含まれる薬剤耐性菌が問題になっています。抗生物質入りの餌を食べているうちに、菌が抗生物質に耐性を持つようになったのです。

一方、放し飼いで無薬飼育した地鶏は、土の中にある土着菌も食べているので、腸内の善玉菌が増え、免疫力が高まり、病気にかかりにくいといわれています。

抗生物質は、体内に侵入した有害菌の作用を抑えるために服用する薬剤です。しかし、善玉菌、悪玉菌、日和見菌を問わず殺菌してしまうので、腸内細菌全体のバランスが崩れてしまいます。抗生物質やさまざまな殺菌法には、こうしたデメリットもあるのです。

Part 3

腸の中で発酵ではなく腐敗が起こるのはどうして？

ウンチが臭いのはどうして?

悪玉菌は肉類に含まれるたんぱく質が大好物

多くの人が「ウンチは臭いもの」と考えていますよね。

実はウンチが臭いのは、悪玉菌が食べ物を分解することで有害物質が分泌され、腐敗臭を出すからです。たとえば悪玉菌は肉類に含まれるたんぱく質が好物です。ですから、肉類を過度に摂りすぎると、悪玉菌がそのたんぱく質をどんどん分解して腐敗を引き起こし、ウンチの腐敗臭も強くなるのです。

では、赤ちゃんのウンチの臭いはどうでしょう? 生まれて半年くらいの赤ちゃんのウンチは、そんなに臭くないですよね。むしろ、ヨーグルトや漬物のような、発酵したような臭いだと感じることが多いでしょう。それは、乳児の腸内にはビフィズス菌などの善玉菌が多く棲んでいて、腐敗を引き起こす悪玉菌はまだ少ないからです。食べている物も腐敗が起こりにくい母乳やミルクだけなので、ウンチやおならの臭いはおさえられます。

ウンチの臭いは、腸内細菌の状態、体の調子を知る大きな手がかりになります。次ページの図を見ながらウンチを観察して、毎日の健康管理に役立ててくださいね。

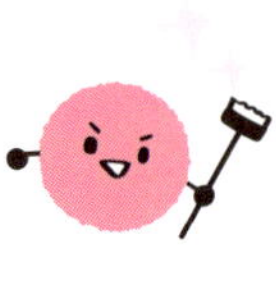

毎日のウンチチェックで健康管理

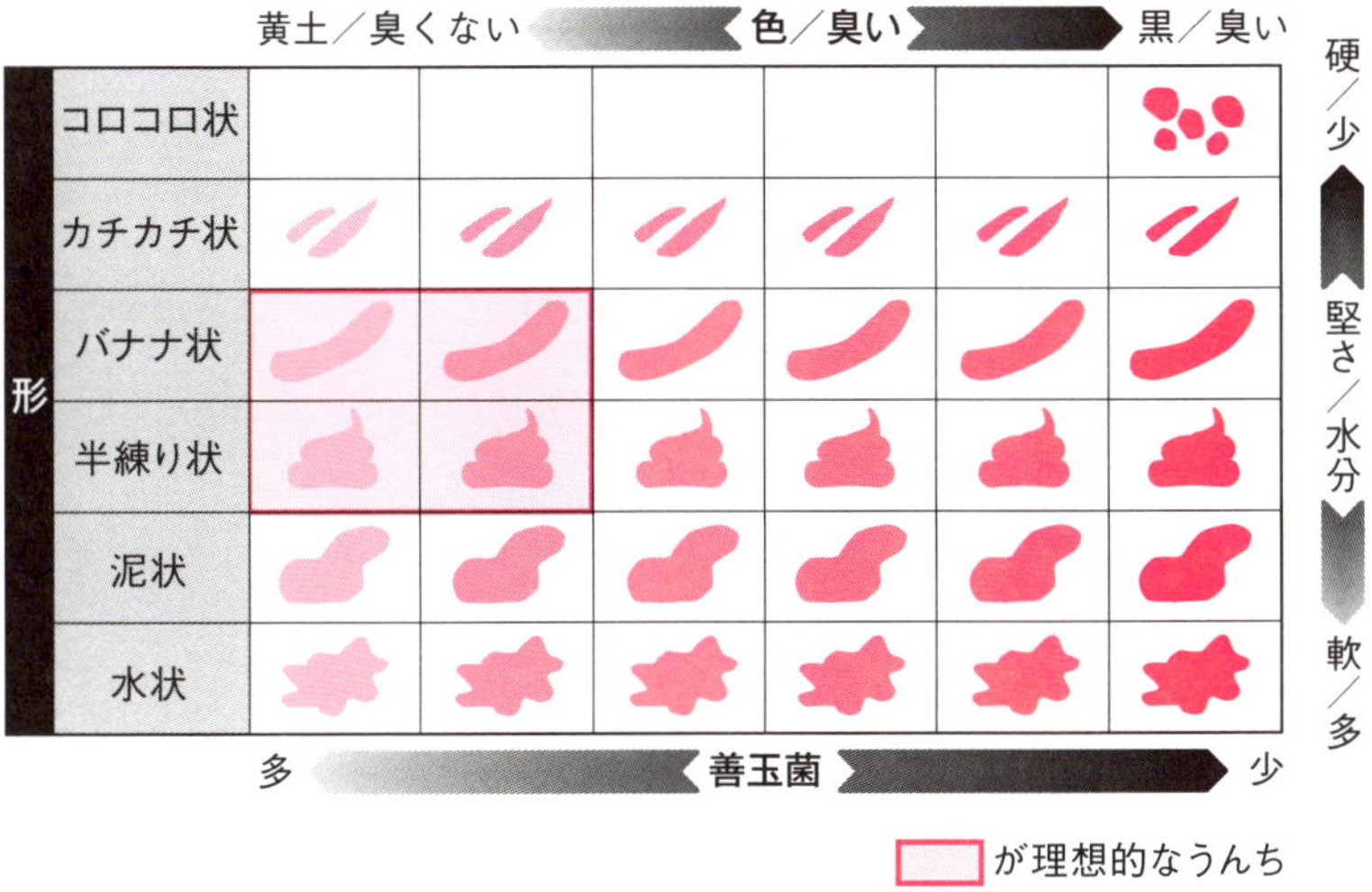

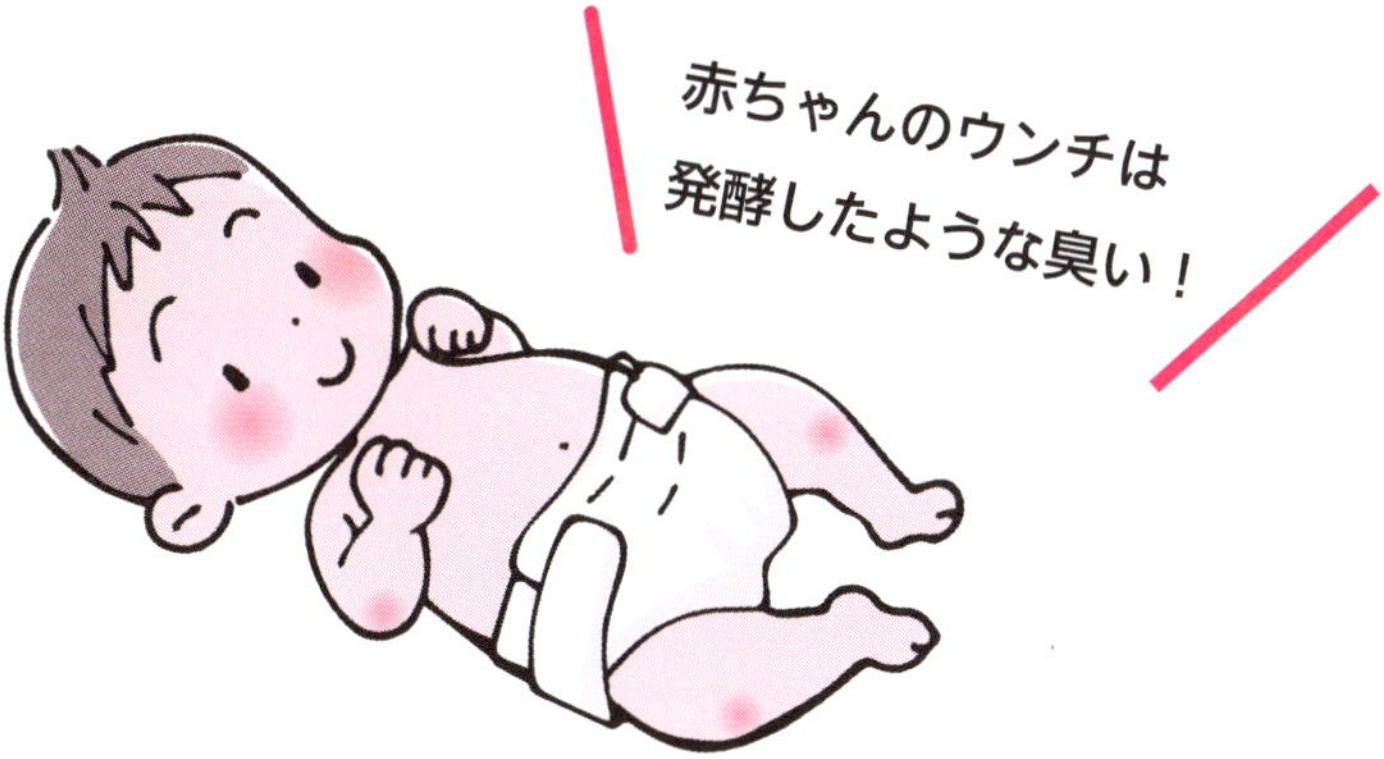

腸の中で腐敗が起こるのはどうして？

食べるものによって元気になる菌は違ってくる

直接見ることもできない細菌などの微生物ですが、自然界において「リサイクル」という、とても重要な働きをしています。動植物の死骸やフンを餌として分解し、動植物が成長するための栄養素などに作り変えているのです。農薬や化学肥料を含まない落ち葉を木で作った柵の中に入れておくと、細菌の働きで発酵して腐葉土でいっぱいになっています。細菌がエサにするものは、ゴミのようなものだけではありません。ヒトが口にする食品をエサにすることもあります。

このとき、善玉菌が上手に活躍できていると発酵が活発になります。発酵の作用によって分解された食品の成分が健康を増進させるものになります。逆に、腐敗した食品を食べると、健康の障害になります。

私たちが口にする食事の栄養素も、エネルギーとして使われる他に、腸内細菌たちの餌になっています。ここで重要なのは、食べる物によって元気になる菌の種類が違ってくるということです。善玉菌の餌になる食物をたくさん食べることが健康にいいのです。

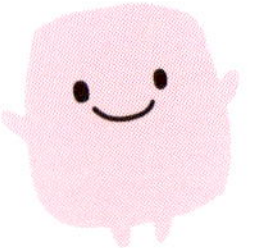

腸運博士のウンちく

腸内細菌とミミズ

「ミミズコンポスト」という装置をご存知ですか？　これは、ミミズの力を借りて、生ゴミから肥料を作るリサイクルシステムです。無臭で小さなスペースで出来、電気も使わないことから、「地球に優しい」と注目を集めている生ゴミ処理とリサイクルの方法です。

その仕組みは実に簡単。生ゴミをミミズに食べてもらい、ミミズが体内でゴミを分解し、糞便を出します。その糞便にはさまざまな栄養分が含まれているので、非常に高性能な堆肥として使えるというわけです。ミミズが棲んでいる腐葉土は栄養が豊富だといわれるのは、こうした理由からなのです。

実は、ヒトの体の中でも同じことが行なわれています。たとえば、ヒトの腸では分解できない食物繊維。これを食べると、腸内細菌が分解して酪酸を作ります。そして、免疫細胞の暴走のブレーキ役となる細胞を増やしてくれているのです。

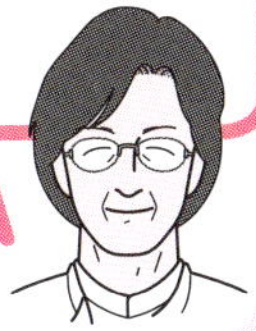

食物繊維を分解できるのはどうして？

ヒトの腸内には〝分解業者〟が棲んでいる

ヒトの体には外敵を排除する免疫機能が備わっているので、体に不要な悪玉菌であれば、免疫機能によって排除されるはずです。

それにもかかわらずヒトの腸内には善玉菌だけでなく悪玉菌も棲んでいるのは、体がそうした菌も必要としているからです。

最近の研究からわかったことですが、ヒトの体が食べ物から必要なエネルギーを摂取するためには、腸内細菌の協力が必要です。たとえばヒトの腸は、食物繊維を消化することがあまり得意ではありません。食物繊維を消化する酵素をあまり持っていないからです。しかし、ヒトの腸内には、食物繊維の分解業者である腸内細菌が棲んでいます。しかも、こうした腸内細菌が分解して排出した物質は、体の防御力を高めたり、免疫物質を増やしたりする働きをします。

このように腸内細菌は、ヒトの健康や生命に関わる大切な機能を高めるために働いてくれているのです。

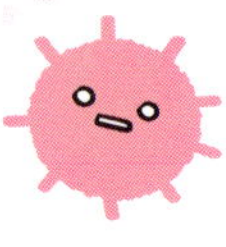

腸で働く免疫細胞

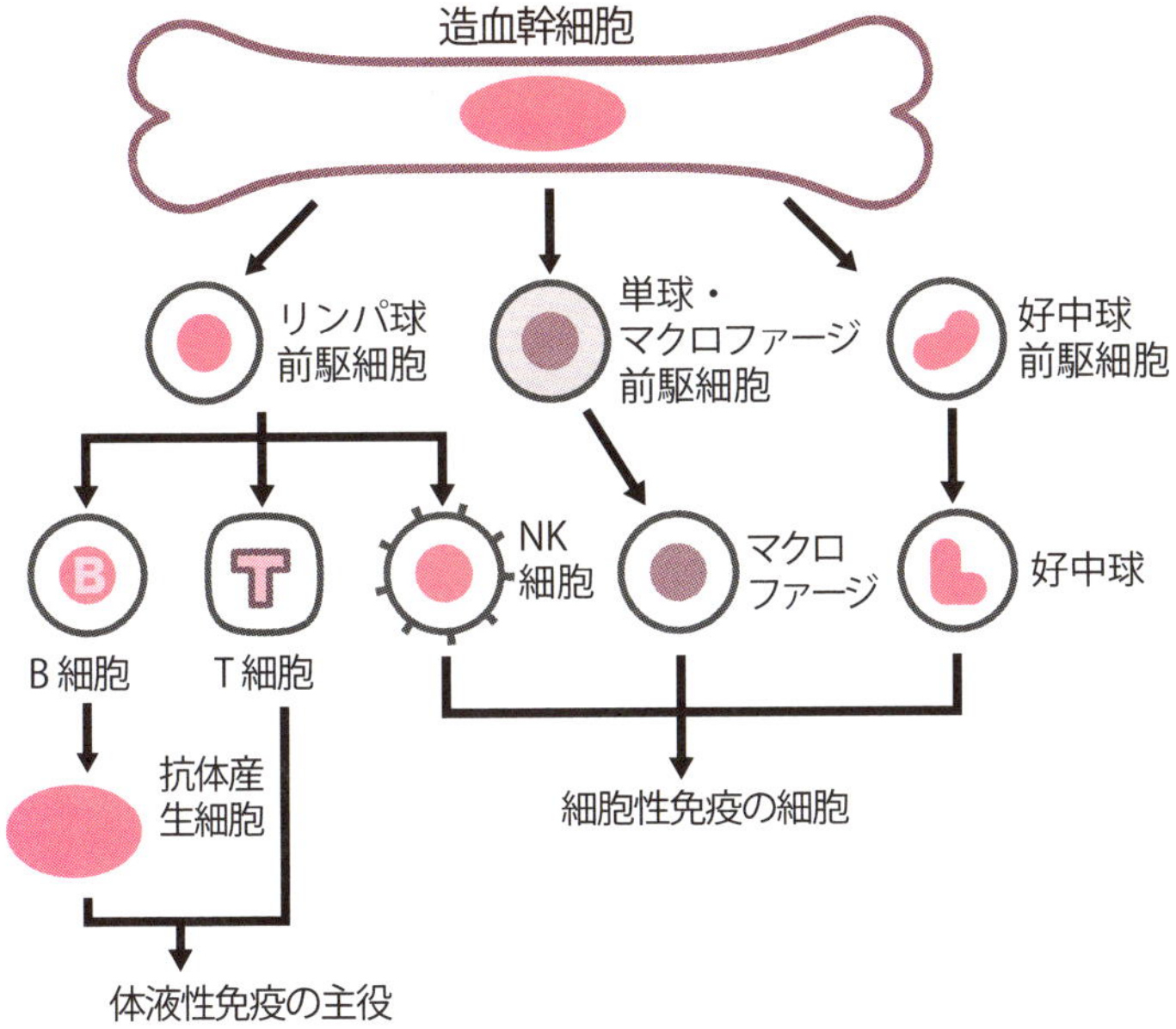

《免疫系の主役たち》

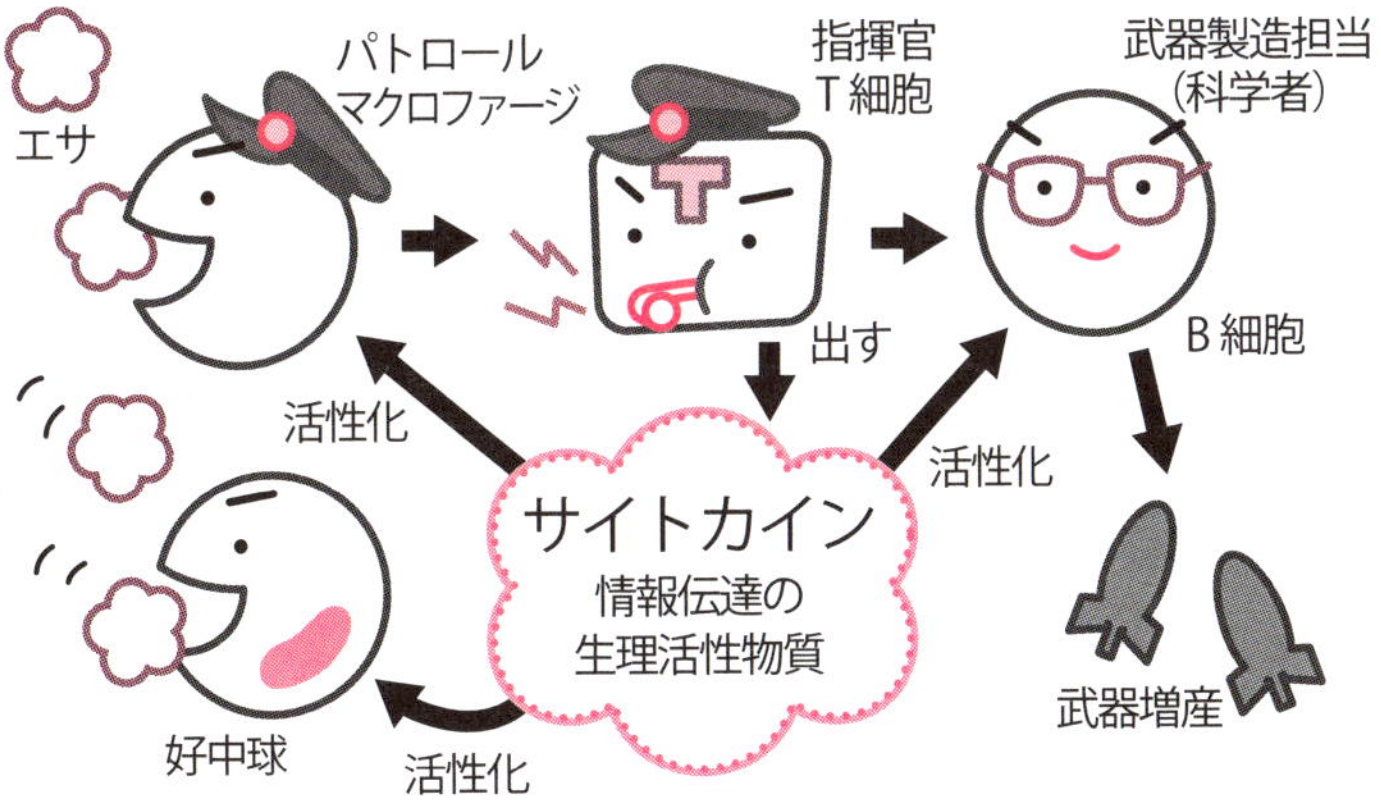

☆サイトカインには植物性乳酸菌が豊富に含まれている。

腸内腐敗で体温が下がるのはどうして？

腸内細菌は37〜38度でもっとも活発に活動

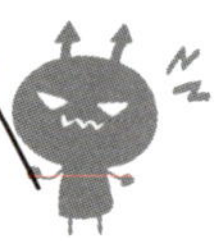

雑木林で自然に作られた腐葉土にはカブトムシの幼虫が棲息していますが、農薬や化学肥料まみれの木の葉や野菜のゴミは腐敗して冷たくなっています。カブトムシの幼虫もいません。腸の中も同じです。化学物質漬けの食べ物だと、腸内は腐敗し冷えてしまいます。

善玉菌が腸内で発酵すると熱を出します。ところが、抗生物質やステロイドホルモン、免疫抑制剤、放射線治療などで腸内環境が悪化すると、善玉菌の力が弱まります。O-157や黄色ブドウ球菌などの病原性細菌が増加しやすくなることもわかってきています。

そうして善玉菌が活発に働けず発酵も進まない一方、悪玉菌が腐敗を進ませることで腸内を冷やすため、結果的に体温を下げてしまうことになるのです。

冷えは、血流を鈍らせて代謝を低下させてしまうため、体にさまざまな悪影響を及ぼします。なお悪いことに、腸内細菌は37〜38度の温かい環境でもっとも活発に活動しますから、低体温になるほど善玉菌の活動は、さらに鈍くなってしまいます。

身近なところに体温低下の原因が

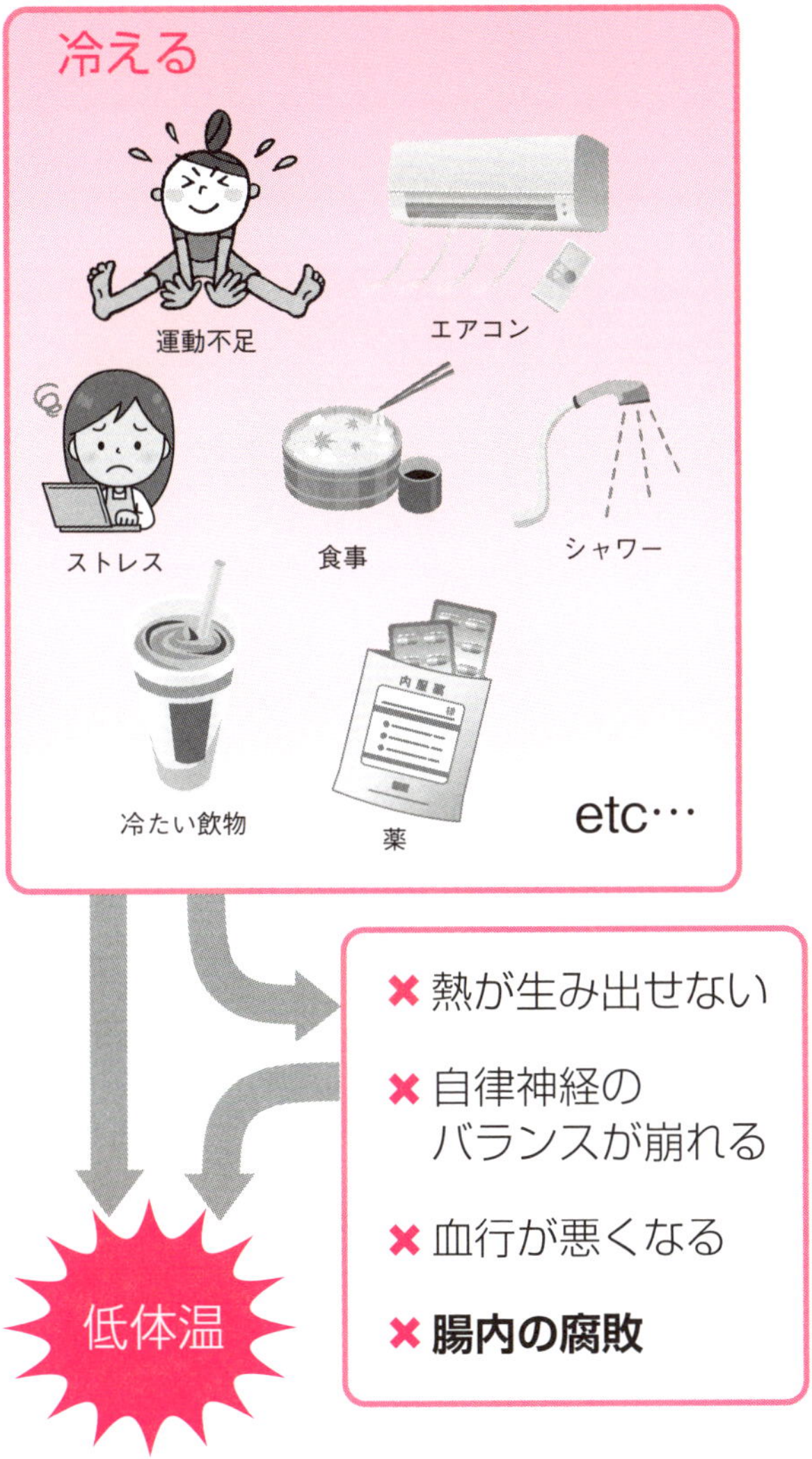

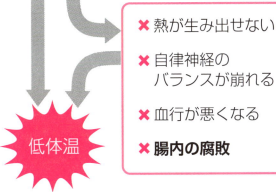

腸内環境で美容法が変わるのはどうして？

検査キットで「デブ菌」や「美魔女菌」もわかる

人の腸内にはそれぞれ異なる細菌が棲んでいるとお話ししましたが、腸内フローラの検査キットが登場し、検便で手軽に自分の腸内環境＝腸相がわかる時代になりました。ここでは、日本レホルム連盟の腸内環境解析士が使用している「腸内フローラ解析キット」の場合をご説明しましょう。

このキットでは５００種類以上の細菌を分析できます。自分固有の細菌の状態がわかるので、自分に合った美容法を知ることができ、美容運を最高に高めることもできます。

たとえば、「デブ菌」が多すぎると、太りやすいだけでなく、肝臓の障害が出やすくなります。したがって、甘いものやお酒、炭水化物を控えるほうが体には「吉」ということがわかります。幸運にも「美魔女菌」がいることがわかったら、更年期障害を予防してくれるので、それに合わせた美容法が合っていることになります。

ちなみに、ここで取り上げた菌の名前は、菌の正式な名称ではなく、その菌の特徴をわかりやすくするための通称です。

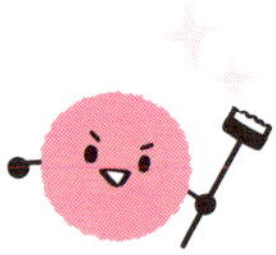

「腸内フローラ解析キット」でわかること

❶どのヨーグルトや乳酸菌があうか？
❷デブ菌がいるか？
❸やせ菌がいるか？
❹食物繊維を吸収してしまう菌がいるか？（ワカメなどを食べて太るか）
❺糖尿の予防菌がいるか？
❻関節炎を発症させたり免疫力を低下させたりする菌がいるか？
❼リウマチ菌がいるか？
❽デビル菌がいるか？
❾美魔女菌がいるか？
❿悪さをしそうな菌の比率は？
⓫ピロリ菌がいるか？
⓬食中毒菌がいるか？
⓭閉じこもり菌がいるか？
⓮肉と炭水化物どちらが体に合うか？
⓯食事のバランスはいいか？
⓰大腸菌がいるか？
⓱高血糖菌がいるか？
⓲アレルギーを抑える菌がいるか？
⓳炎症を抑える菌がいるか？
⓴どれくらいの数の悪臭菌がいるか？
㉑酪酸菌がいるか？
㉒ビフィズス菌がいるか？
㉓乳酸菌がいるか？
㉔老化菌がいるか？
㉕おなかごろごろ菌がいるか？

ヨーグルトが腸で腐敗するのはどうして？

検査キットで腸にいいラッキーフードもわかる

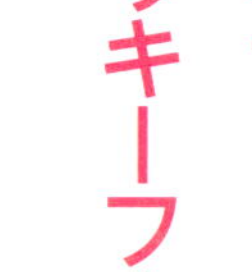

「腸内フローラ解析キット」では、あなたの腸にいい「ラッキーフード」もわかります。

今の食生活をチェックする目安の一つは、「お肉大好き菌」と「炭水化物大好き菌」のバランスを見ることです。それがよければ、良好な食生活を送っているといえます。

なかには「炭水化物大好き菌」がゼロの人もいますが、こうした人は、アレルギーが出やすい傾向があります。小麦粉を控えると、体調の良さを感じられるはずです。

「お肉大好き菌」がゼロという人はあまりいませんが、最近は、この菌が多すぎて全体のバランスが崩れているケースがよく見られるそうです。

また、市販のヨーグルト商品の中で、自分の腸に合ったヨーグルトを知ることもできます。さまざまなヨーグルトが出回っていますが、使用している乳酸菌はそれぞれ異なっています。また、腸内細菌の分布によっては、そもそも乳製品を分解しにくい人もいます。その場合は乳製品を摂取しても腸内で腐敗してしまいます。

ですから何よりも、自分の腸に合う乳酸菌の摂り方を探すことが必要です。

Part 4

乳酸菌は「生まれ」と「育ち」で決まるのはなぜ?

乳酸菌がとくに注目されるのはなぜ？

免疫力アップ、消化吸収アップ、大腸の病気発症率低下……

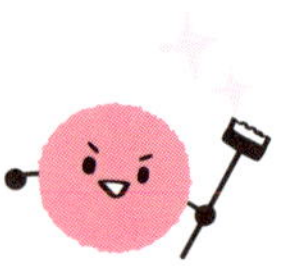

乳酸菌とは、糖を分解して乳酸を大量に生産する細菌の総称で、ヒトの腸内では善玉菌として働き、悪玉菌の増殖を防いでくれます。

乳酸菌は、若くて健康な人の腸内に多く、高齢になるほど少なくなる傾向があります。

さらに、乳酸菌の研究が進んだ結果、腸内に棲む乳酸菌は、驚くほど多様な働きをしていることがわかりました。免疫力を高めて感染予防をしたり、消化吸収を助けたり、ビタミンを合成したり、腸管運動を促進したりすることは一般にも知られていますよね。

乳酸菌を多く含む発酵食品を積極的に食べた人のほうが、インフルエンザ、大腸炎、大腸がんが発症する比率が下がることもわかってきています。肥満になる確率も下がってきます。

病気だけではありません。便秘が解消される、お肌の調子が良くなる、さらに美容効果が得られることも注目されています。

加えて、がんやアレルギーの治療にも乳酸菌を活用しようという発想も生まれています。

ビフィズス菌は乳酸菌の一種

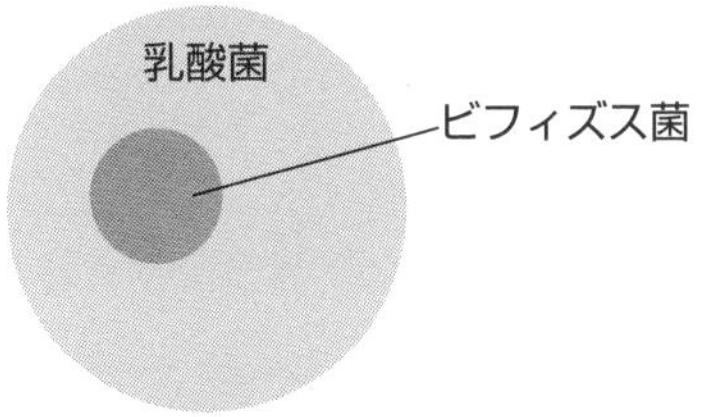

乳酸菌の種類

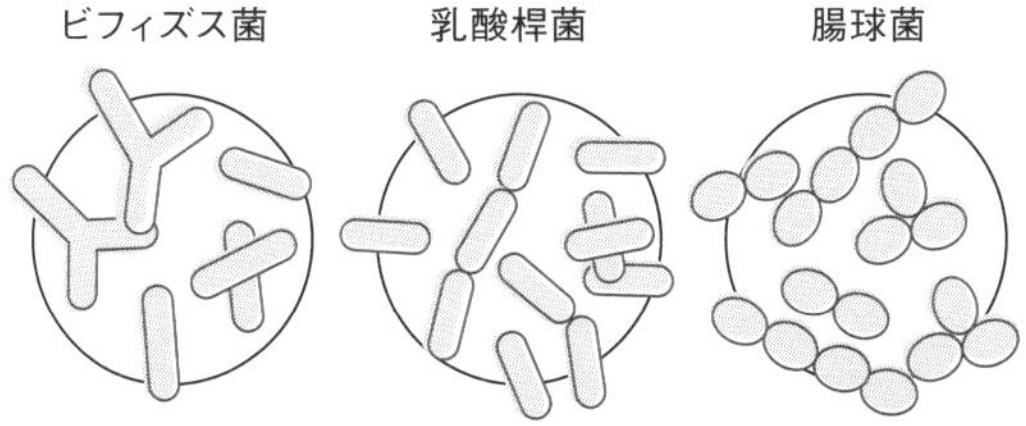

乳酸菌の働き

- 免疫力アップ、感染症予防
- 栄養素の吸収促進
- 便通の促進
- 悪玉菌の繁殖抑制
- 老化予防
- アレルギー治療
- 肥満予防
- 美肌効果

生きたまま腸に届かないのはなぜ？

生菌のまま到達しても腸内細菌として定着できない

そもそも、乳酸菌はほんとうに、生きたまま腸に行き着くことはできるのでしょうか。誤解しがちですが、腸内に棲んでいる乳酸菌は食品内に含まれていたものではありません。腸内で独自に世代交代を繰り返しながら増えてきたものです。

そんな腸内の乳酸菌の活性化に必要なエサは外から腸に届けられる死んだ菌で十分なのです。菌の生死より、菌の種類と数が多いほど腸内の乳酸菌を活性化するのです。

発酵食品には生きているものだけではなく、死んだ乳酸菌もたくさん含まれています。発酵している間に、乳酸菌は世代交代をしているからです。しかも、体の中に入った乳酸菌は胃液や胆汁液などの働きによってほとんど死んでしまいますし、全身の7割もの免疫細胞が存在する小腸で、外から入って来た乳酸菌は異物として攻撃されます。その他にも何重もの免疫機能が作用しているので、乳酸菌が生きたまま腸に届かないのは当然です。

つまり、腸にまで届く乳酸菌のほとんどは死んでしまっている可能性が高いのです。たとえ、生菌のまま腸に到達できても、腸内細菌の一員として定着することもありません。

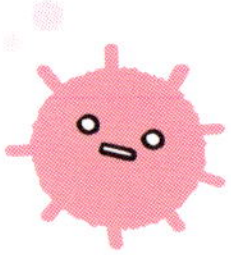

乳酸菌が
生きたまま腸へ届くのは難しい

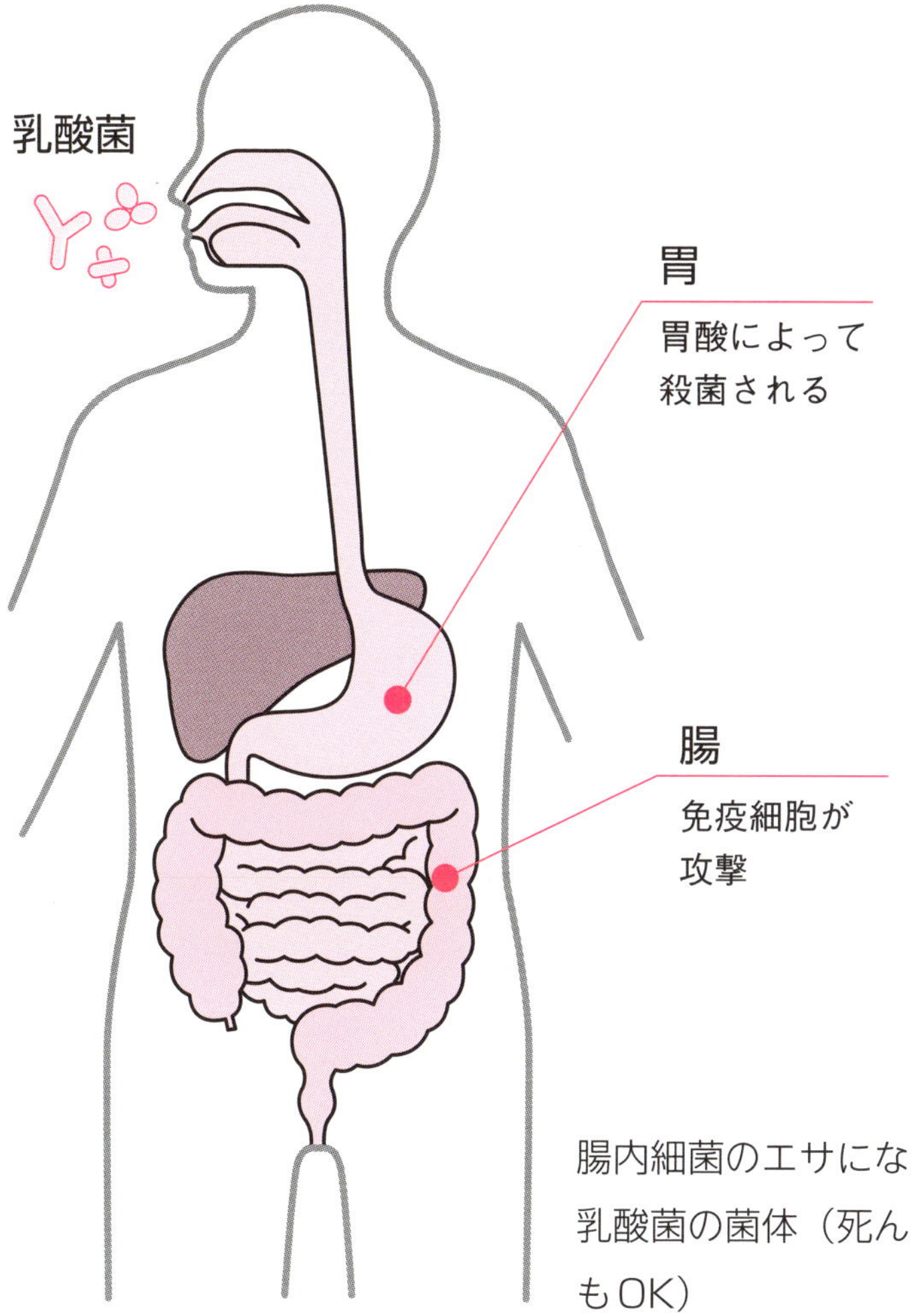
乳酸菌
胃
胃酸によって
殺菌される
腸
免疫細胞が
攻撃

腸内細菌のエサになるのは
乳酸菌の菌体（死んでいて
もOK）

菌体成分が腸内環境をよくするのはなぜ？

大事なのは生菌、死菌を問わず種類と量が多いこと

最近の研究で注目すべきは、生きている菌であっても死んでしまった菌であっても、人の体に有効な機能を発揮しているのは、じつは菌体成分なのです。

ですから、発酵食品でも機能性食品でも、大事なのは生菌、死菌を問わず、いかに菌体成分を摂取できるか、なのです。できるだけたくさんの種類の菌体を、できるだけ多量に摂取することで、腸内環境をより効果的に改善できるのです。

現在の最先端の考え方の一つが、東京大学名誉教授の光岡知足先生が提唱するものです。その趣旨は、生きた菌（プロバイオティクス）や、菌のエサ（プレバイオティクス）だけでなく、死んだ乳酸菌（バイオジェニックス）や、乳酸菌が発酵して分泌・代謝した産生物質などの有効成分も、積極的に利用しようというものです。この考え方が優れているのは、腸内細菌を活性化するだけでなく、腸管免疫系にも直接働きかけて体全体の健康効果を高めることにあります。

生菌・死菌の両方が必要

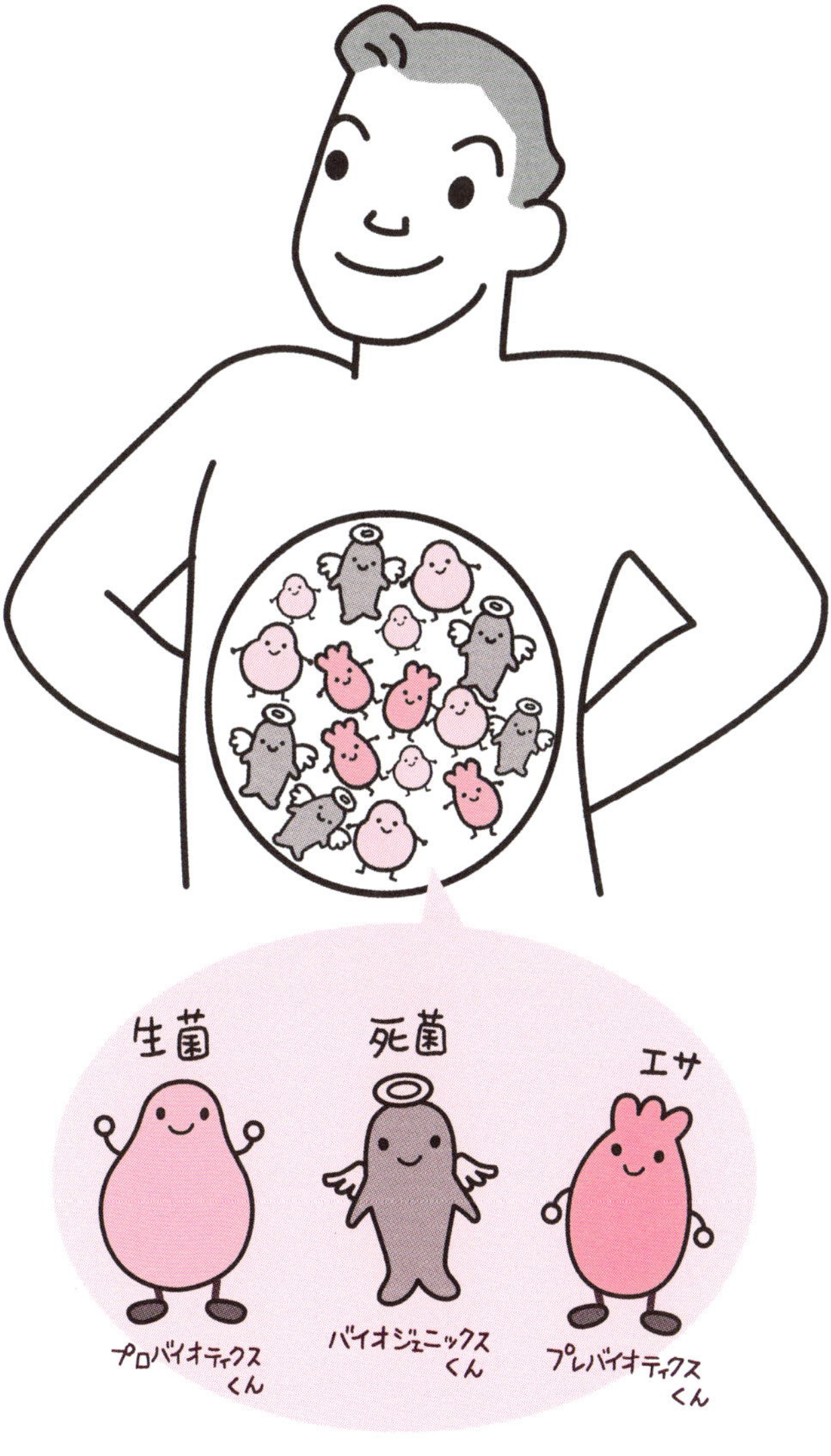

乳酸菌と免疫に関係があるのはなぜ？

免疫力が向上し、自然治癒力が高まる

体の免疫細胞に指令を出すのが「マクロファージ」という白血球の一種で、乳酸菌はこのマクロファージのエサになります。

腸の粘膜の表面にはパイエル板という部分があり、そこではマクロファージが待ち構えていて、パイエル板を通過してきた乳酸菌（生菌も死菌も）を食べます。とくに、塊がほぐれて小さくなった菌はパイエル板の小さな穴を通過できるので、マクロファージのエサになりやすいのです。

マクロファージは、乳酸菌の成分を分析して、免疫細胞の仲間であるT細胞やB細胞などにサイトカインという免疫物質を出すように命令します。このサイトカインがたくさん出ると、免疫力が向上し、自然治癒力が高まります。

また、乳酸菌の成分がマクロファージなどの免疫細胞を刺激すると、ＩｇＡ抗体（粘膜免疫の一つ）が出来ます。この抗体が増えると、腸の粘膜層の善玉菌（常在菌）も増えるので、ウイルスや病原菌が腸内に侵入しにくくなり、病気にかかりにくくなります。

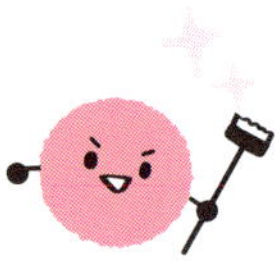

腸のパイエル板と免疫細胞の関係

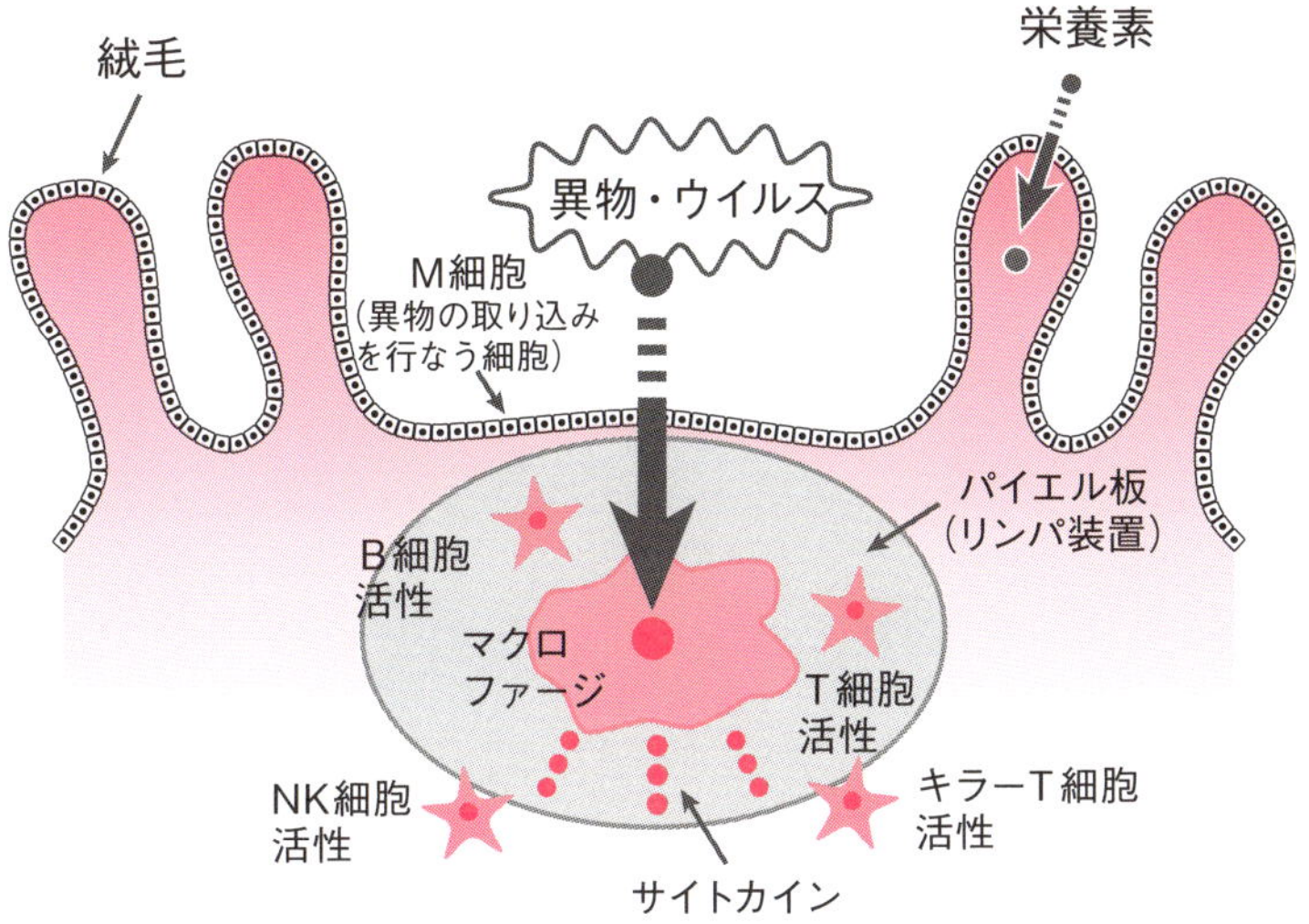

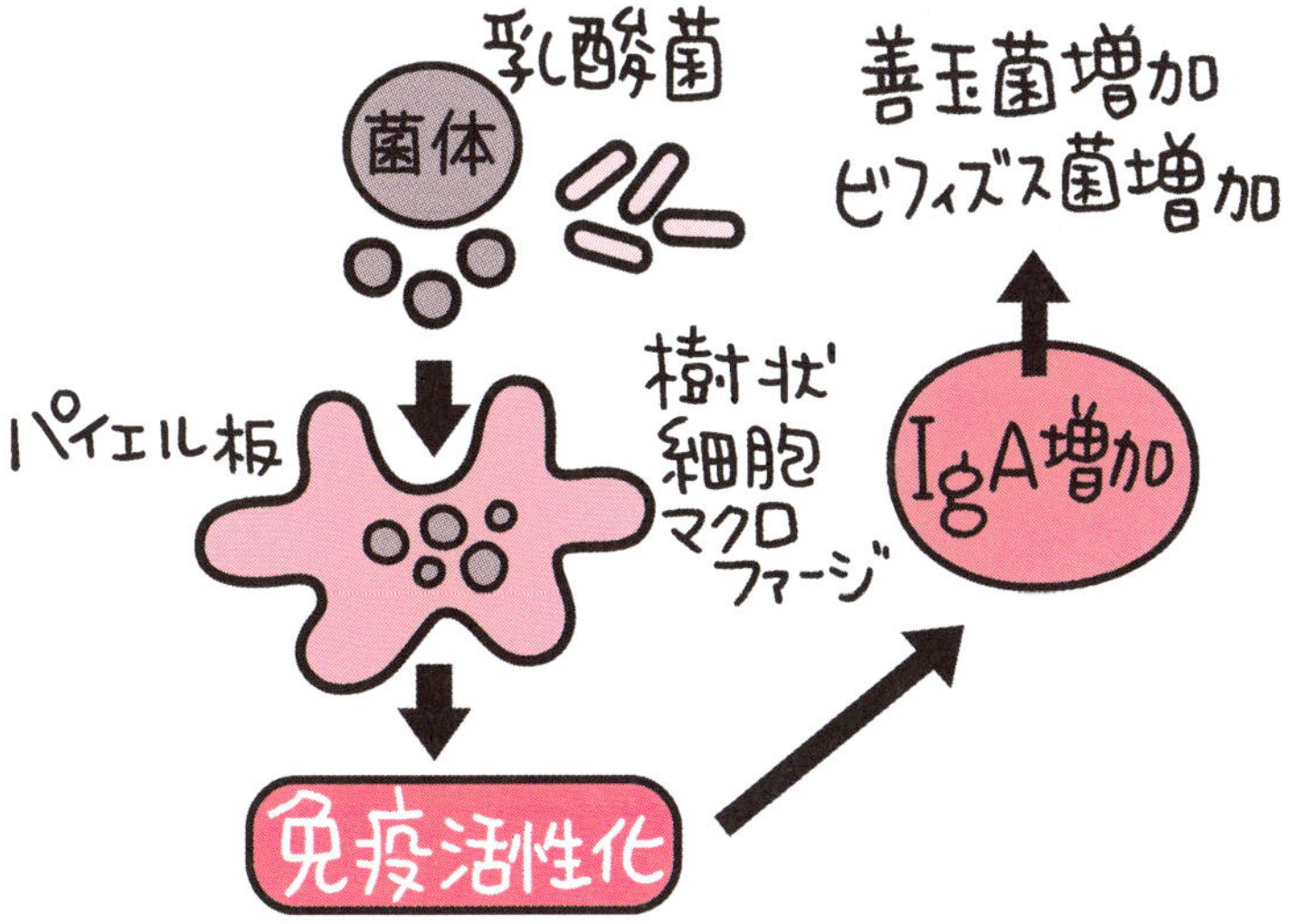

外からビフィズス菌を摂っても増えないのはなぜ？

腸内に棲んでいる常在菌を増やすしかない！

腸内、とくに大腸の中には、乳酸菌の1000倍近い大量のビフィズス菌が棲んでいます。乳酸菌よりもはるかに大きな〝善玉菌派閥〟がビフィズス菌なのですが、この菌は乳酸菌の一種です。両者の一番の違いは、乳酸菌は糖を分解して乳酸を作りますが、ビフィズス菌は乳酸の他に酢酸も作るという点です。

酢酸が産出されると腸内が酸性に傾くため、アルカリ性の環境を好む有害な菌＝悪玉菌の働きが鈍ります。ですから、ビフィズス菌が増えると腸内環境がよくなるのです。

生まれて数日後の赤ちゃんの腸には、たくさんのビフィズス菌が棲んでおり、母乳を飲むことでさらに増えていきます。ところが、ビフィズス菌は歳をとるにつれて減っていきます。しかも、外から生きたままのビフィズス菌を摂って増やそうとしても腸内には定着しません。あくまで、すでに腸内に棲んでいる常在菌を増やすしかないのです。

ちなみに、乳酸菌によってミルクを発酵させて作るヨーグルトには必ず、乳酸菌が含まれていますが、すべてのヨーグルトにビフィズス菌が入っているとはかぎりません。

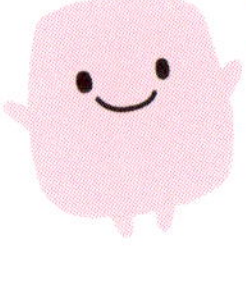

各社のヨーグルトに入っている乳酸菌の種類

明治乳業	明治ブルガリアヨーグルトLB81プレーン	ブルガリア菌2038株 サーモフィラス菌1131株
雪印メグミルク	ナチュレ恵megumiガセリ菌SP株ヨーグルト	ガセリ菌SP株 （L.ガセリSBT2055）
森永乳業	森永ビヒダスプレーンヨーグルト	ビフィズス菌 （B.ロンガムBB536）
フジッコ	カスピ海ヨーグルトプレーン	クレモリス菌FC株

（編集部調べ）

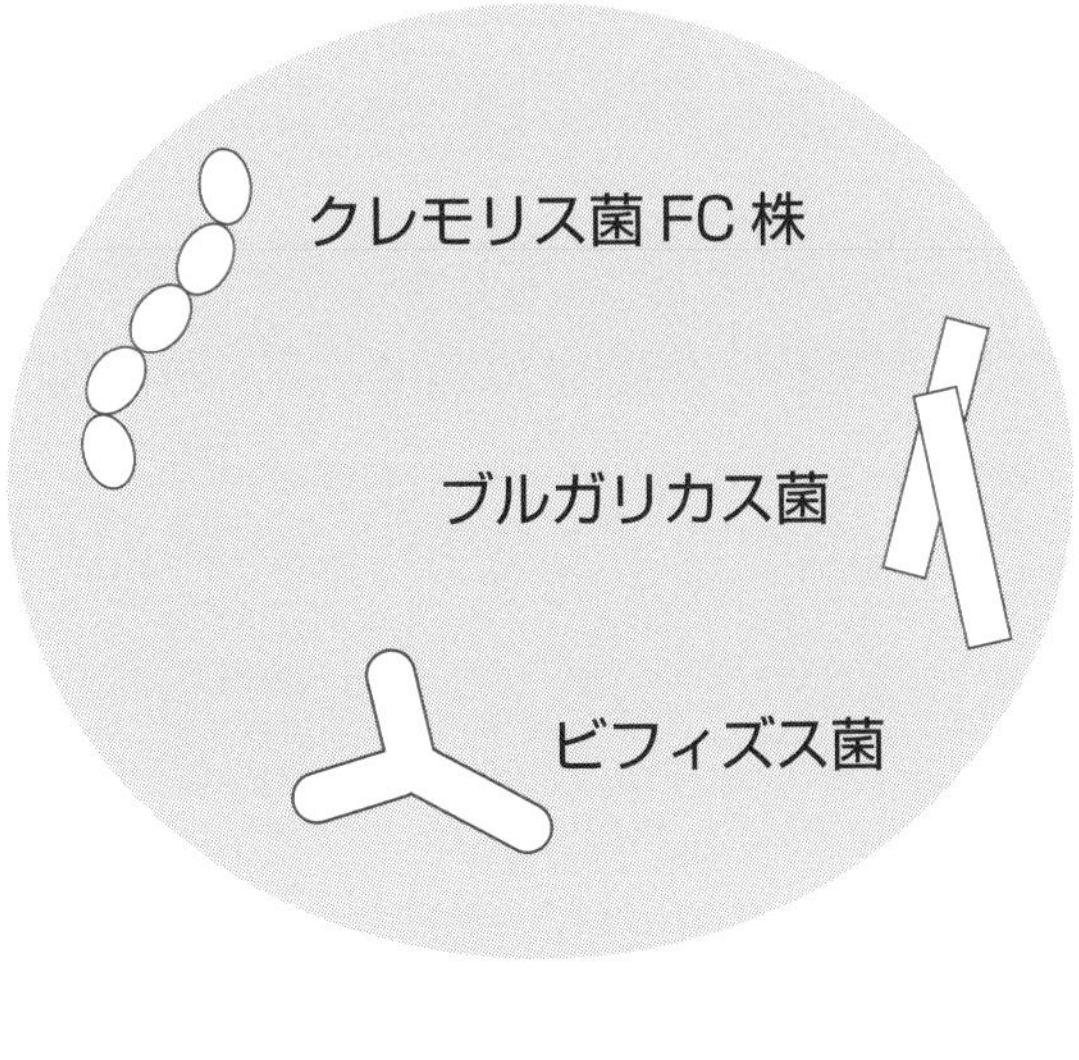
クレモリス菌 FC 株
ブルガリカス菌
ビフィズス菌

漬け物やキムチが酸っぱくなるのはなぜ？

発酵の種類は得られる物質によって分類される

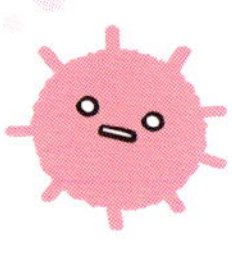

牛乳の中で乳酸菌が糖分をせっせと食べて牛乳を発酵させ、乳酸を出すことによってヨーグルトに変化します。この働きのことを「乳酸発酵」といいます。たいていの発酵食品での発酵のしくみも、菌の種類や食材は違うだけで、しくみは同じです。

そもそも発酵とは、乳酸菌などの細菌や酵母などさまざまな微生物が有機物を取り込んで分解し、異なる物質を排出することです。大まかに分類すると、このとき排出物質が人の体に有益であれば発酵、有害であれば腐敗という結果になります。

たとえば、漬物やキムチを数日間置いておくと、酸っぱくなっていることがあります。これは、漬物やキムチの中に含まれている乳酸菌によって乳酸発酵が進むために起こる現象です。

発酵の種類は、得られた物質によって分けられます。たとえば乳酸発酵は、乳酸菌の働きによって乳酸を作り出すタイプの発酵です。また、日本酒などお酒のアルコールは、酵母菌や麹菌が糖分を分解することによって作られるので、アルコール発酵といいます。

日本の発酵食品はこんな菌から作られる

日本の発酵食品

納豆菌	納豆
乳酸菌	ぬか漬け
	くず餅
	なれ寿司
乳酸菌と原料の酵素	塩辛
麹菌	みりん
	塩麹
	甘酒
	鰹節
紅麹菌	豆腐よう
麹菌、酵母	醤油
麹菌、酵母、乳酸菌	味噌
麹菌と清酒酵母	日本酒・焼酎・泡盛
麹菌と清酒酵母と酢酸	酢

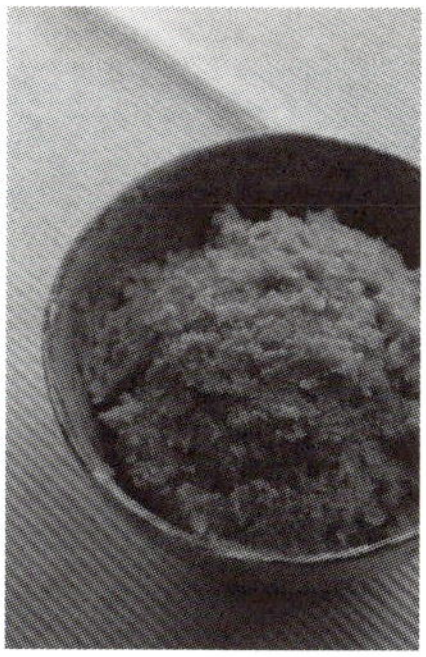

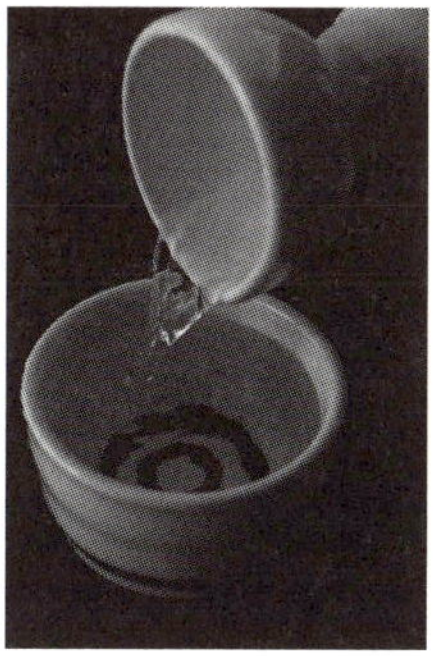

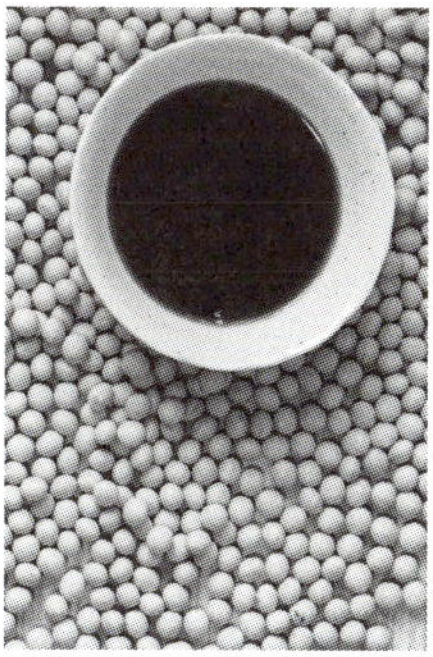

加熱処理でも効果が変わらないのはなぜ？

いろいろな食品に加工しやすく、保存もしやすい

細菌の寿命についてはまだ明らかになっていませんが、細菌が群れになって繁殖しながら世代交代をくり返していることはわかっています。

たとえば、発酵食品の中では、発酵が続いているかぎり、生菌や死菌、菌のエサになる成分が生産され続けています。

発酵を止めるために加熱処理をすると、生菌はいなくなりますが、腐敗するリスクは低いですし、もちろん死菌は大量に存在します。ですから、菌体を提供する食材としてはきわめて優れています。

腸内細菌を活性化するには何より菌体の成分を腸に届けることが大切だとお話ししましたが、生菌に拘る必要がなければ菌体の種類と数を優先できるので、いろいろな食品に加えて加工しやすくなります。しかも、保存しやすいという利点もあります。

これならば、日々の生活のなかで多様に摂取する可能性が広がり、乳酸菌による健康効果を得やすくなります。

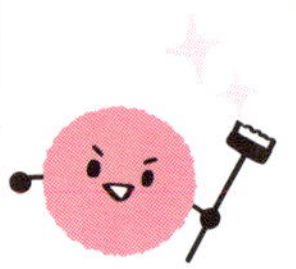

加熱処理＝死菌は生菌に働きかける

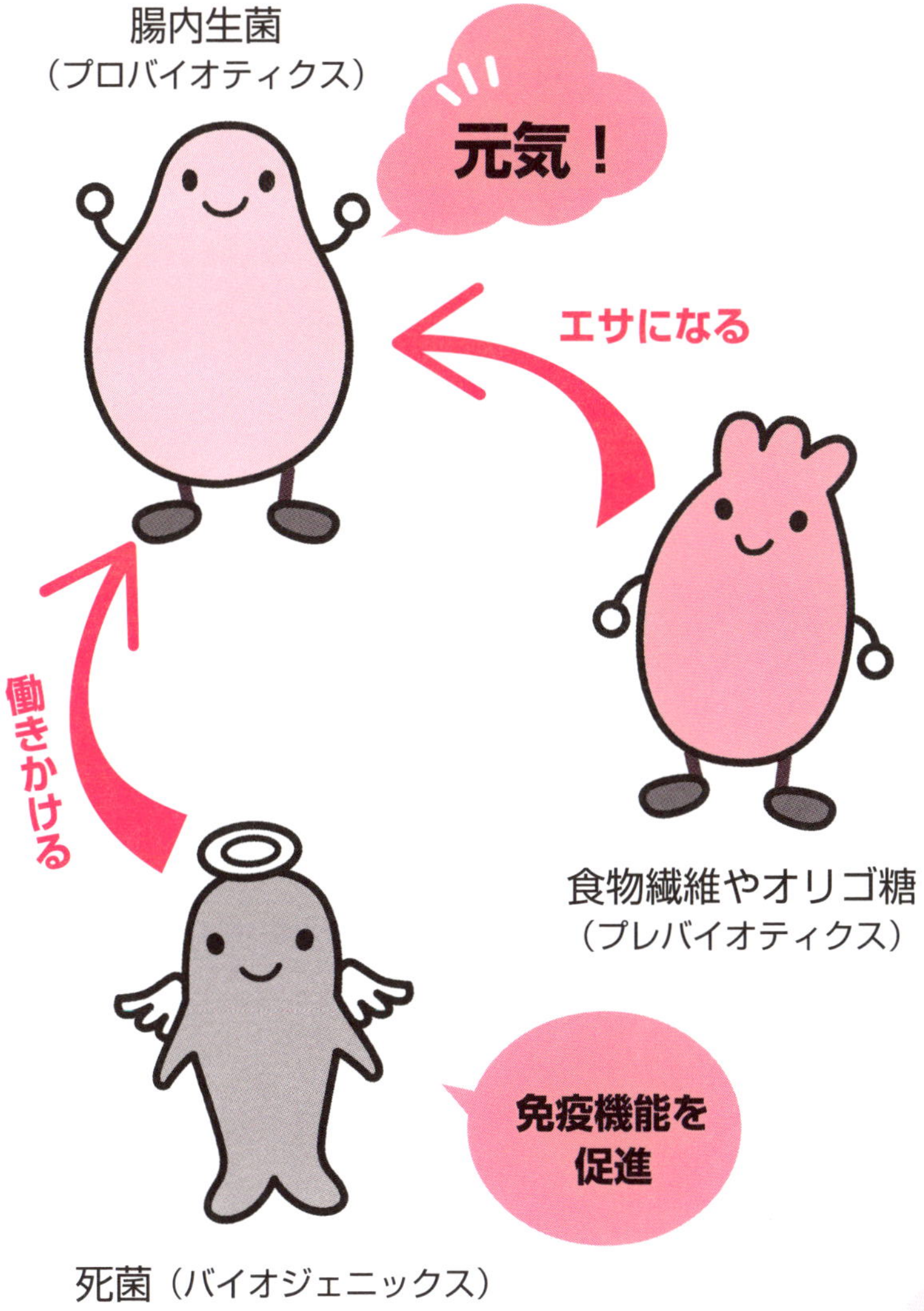

乳酸菌への見解に違いがあるのはなぜ？

菌のすべてが腸内環境を改善するのに役立つ

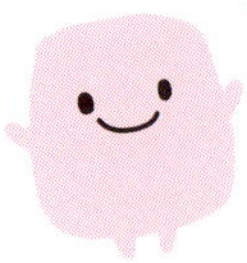

乳酸菌を摂取して腸内環境の改善をするには3つの考え方があります。

ひとつは「プロバイオティクス（人体に良い影響を与える生きた乳酸菌やビフィズス菌、酵母、麹菌などの善玉菌、またはそれを含む食品の総称）」を摂取することです。要するに、ビフィズス菌などの生菌が入ったヨーグルトなどを食べることです。

もうひとつは、「プレバイオティクス（腸内の善玉菌のエサになる食品成分）」を摂取することです。しばしば市販のヨーグルトにオリゴ糖が添えられていることがあります。これは、オリゴ糖が腸内に棲んでいる乳酸菌やビフィズス菌のエサになるからです。

さらに、今注目されている最新の方法が、東京大学名誉教授の光岡知足先生が提唱をした「バイオジェニックス」です。これは、プロバイオティクス（生きている菌）やプレバイオティクス（菌のエサ）だけでなく、死んだ菌の成分や菌が分泌・代謝・産生した成分（バイオジェニックス）も含めて腸内環境を改善するという考え方に基づいています。

発酵食品に含まれている死んでしまった善玉菌も有効であると考えているのです。

バイオジェニックスに注目

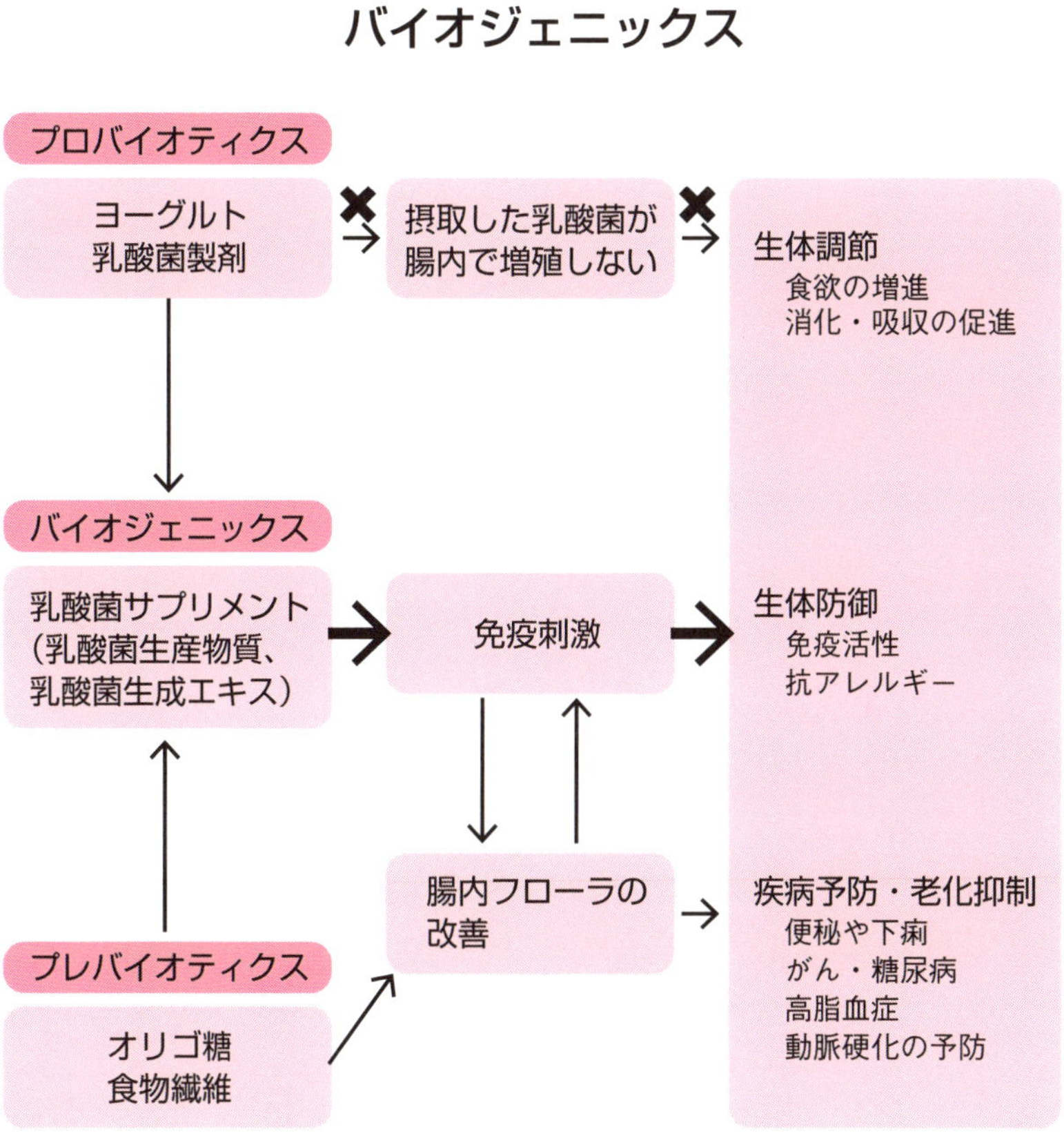

『大切なことはすべて腸内細菌から学んできた』（ハンカチーフ・ブックス・光岡知足・サンダーアールラボ発行）より

バイオジェニックスが大切なのはなぜ？

免疫賦活・コレステロール低下・血圧降下・整腸作用……

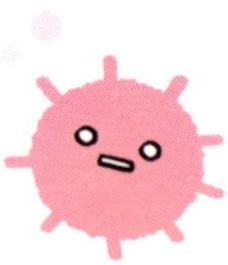

光　岡先生が提唱されていることをもう少しお話しします。少し難しい表現かもしれませんが、先生が述べておられるバイオジェニックスの定義は次のようになっています。

「直接、あるいは腸内フローラを介して免疫賦活、コレステロール低下作用、血圧降下作用、整腸作用、抗腫瘍効果、抗血栓、造血作用などの生体調節機能を発揮する食品成分」

乳酸菌についていえば、そのポイントは次の二つです。

・食品に含まれる生菌と腸内の善玉菌のエサになる成分だけでなく、食品に含まれる死菌も含めて腸内細菌の働きを助ける。

・さらに腸そのものにも働きかけて、さまざまな健康促進効果を発揮する。

腸内環境を改善する食品を食べることはもちろん、生体調節機能を発揮する食品を常に意識して食べることが健康のためにとても役立つのです。

腸内フローラを活性化する食品

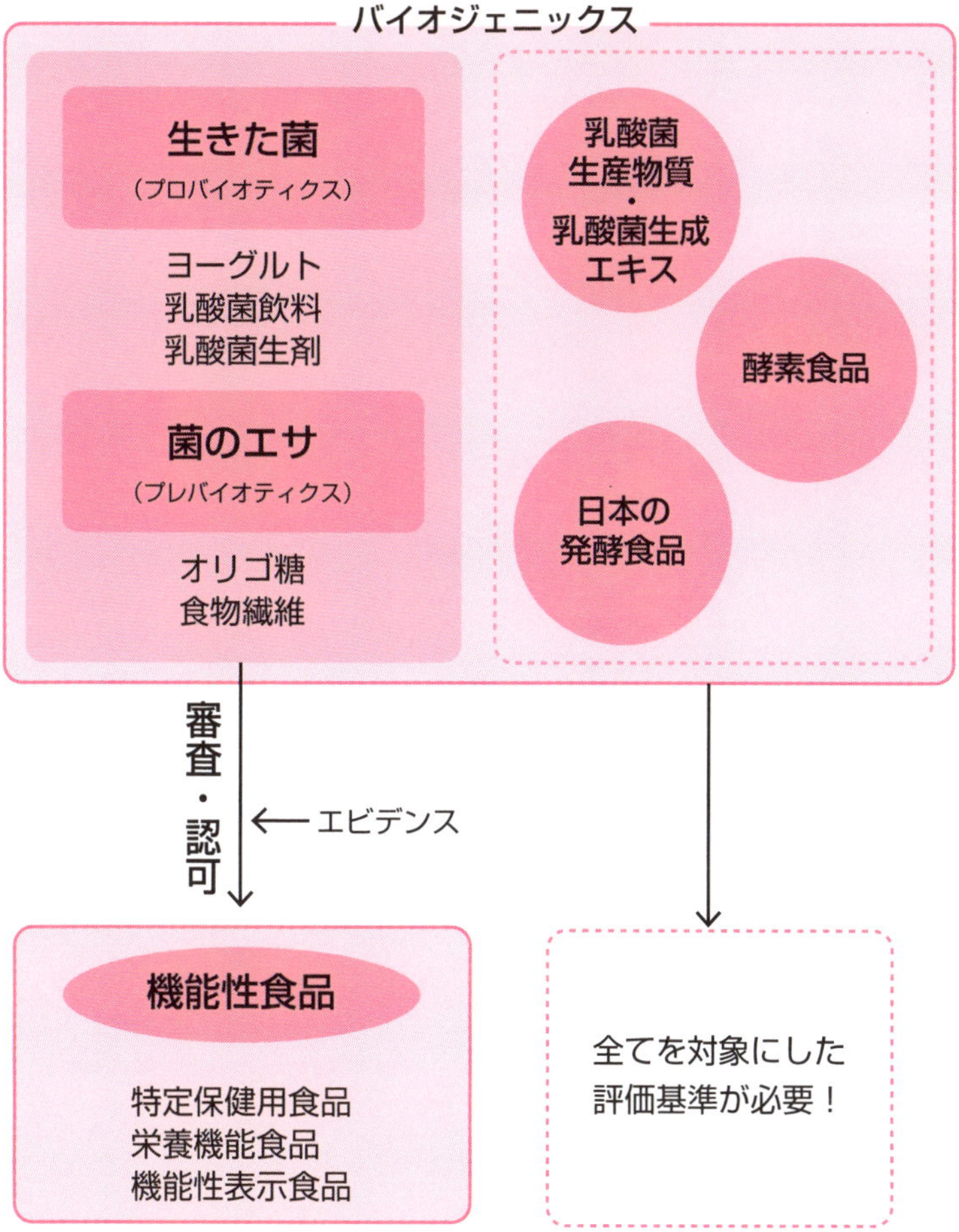

これまでは、生きた菌（プロバイオティクス）と菌のエサ（プレバイオティクス）が国の認可の対象になってきたが、「乳酸菌サプリメント」（乳酸菌生産物質、乳酸菌生成エキス）のように規制の定義に当てはめにくい食品も多い。今後はバイオジェニックスの概念の元、これらをすべて包括した新しい評価基準の策定が望まれる。

生菌に拘るのが現実的でないのはなぜ？

何億個も固まって繁殖する特色がある

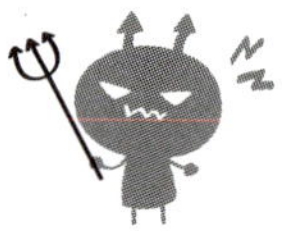

人の体に必要な乳酸菌の数は平均で1日５０００億個というデータがあります。白菜キムチで摂ろうとすると、白菜10個分くらいになります。市販のヨーグルトであれば10リットル近くにもなるといわれます。これだけの量を生菌だけで毎日摂ることは現実的ではないでしょう。

しかも、乳酸菌の生菌は、腸の中で固まって繁殖するという特色があります。何億個も固まっている場合もあります。これだけ固まって大きくなると、そのまま腸壁のパイエル板を通過してマクロファージに届くことはありません。

マクロファージにとって大切なのは、いかにより多くの種類と数の菌体成分がパイエル板を通過してくるかどうかです。死菌の摂取でそれが可能になるなら、生菌に拘っているより、はるかに有効だと考えられます。

このことは、東京大学名誉教授の光岡知足先生の実験でも明らかになっています。その結果、免疫力が上がることは、これまでお話ししてきたとおりです。

死菌にすると量を摂りやすい

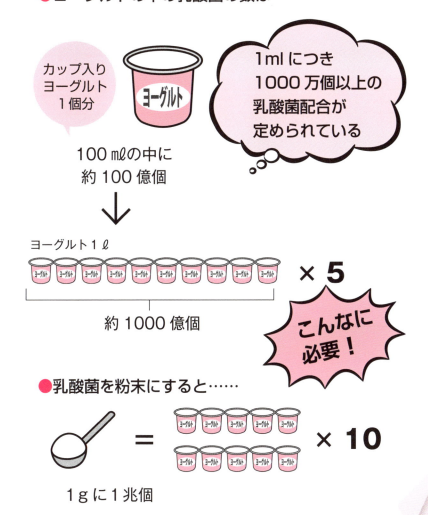

●ヨーグルトの中の乳酸菌の数は……

カップ入り
ヨーグルト
1個分

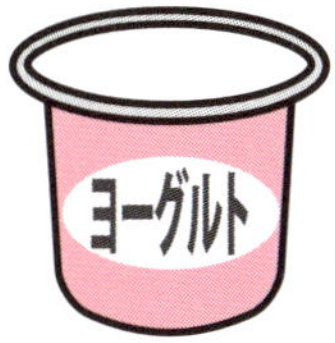

1ml につき
1000 万個以上の
乳酸菌配合が
定められている

100 mℓの中に
約 100 億個

↓

ヨーグルト 1 ℓ

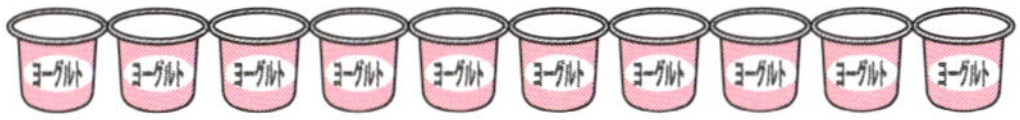

× 5

約 1000 億個

こんなに
必要！

●乳酸菌を粉末にすると……

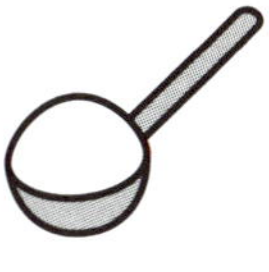

＝

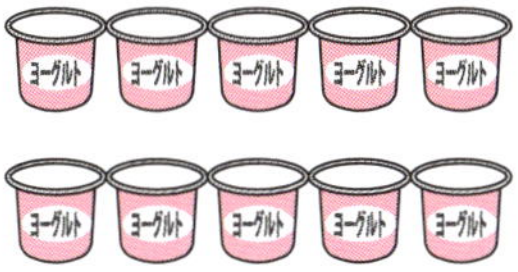

× 10

1 g に 1 兆個

乳酸菌の「生まれ」と「育ち」が大切なのはなぜ？

厳しい環境に棲みついていた乳酸菌ほど優れた能力をもっている

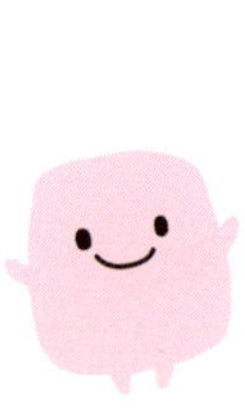

同じ乳酸菌でも、菌の安全性（生まれ）と、その菌（菌株）がどこに棲みついていたか（育ち）が質を決めます。食品の発酵に用いられる乳酸菌の場合はとくに重要になってきます。自然界の環境とはずいぶんと違った環境で発酵を行なうからです。

たとえばキムチの場合には塩分や糖分、さらに抗菌性のあるトウガラシと共存して発酵が行なわれます。それに応じて発酵を担う乳酸菌の性質も違ってきます。

しかも、厳しい環境に棲みついていた乳酸菌ほど、その中で生き延びるために取得した遺伝子情報をもっている可能性があります。それは、こうした乳酸菌ほど、免疫のスイッチのオン・オフを指令する作用を持つタンパク質、サイトカインの産生を調節する能力（免疫賦活性）が高いからです。

乳酸菌をたくさん育てるだけで良いのなら、それほど難しくはありません。しかし、より高い機能を持つ乳酸菌をたくさん育てるには、生まれと育ちがいい乳酸菌が生まれ育った環境を再現することが大事なのです。

育った環境が厳しい菌は優秀に

キムチのように、防腐作用や抗菌作用のある調味料（塩、砂糖、トウガラシ）が含まれている植物性の発酵食品には、優秀な乳酸菌が多く含まれている。

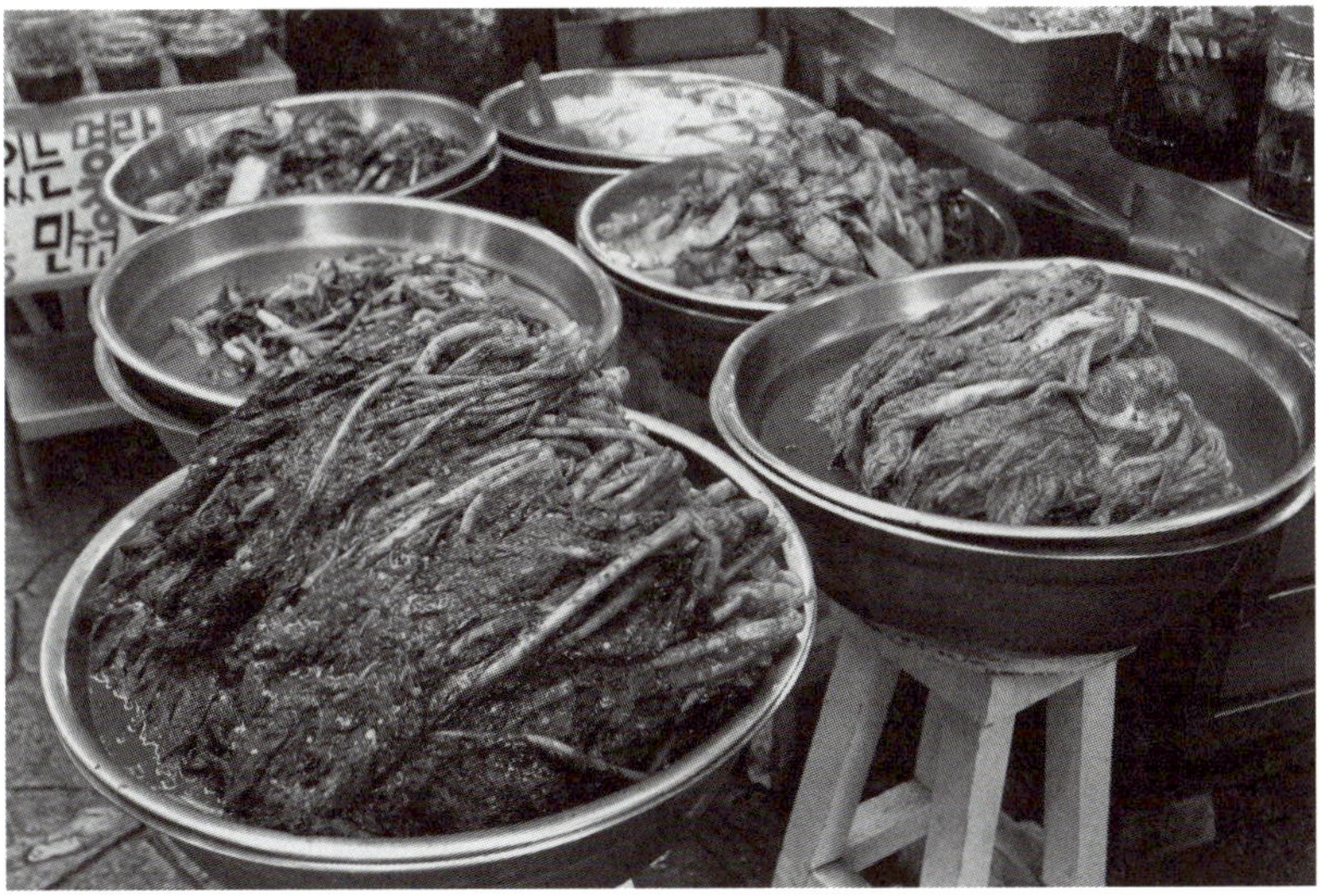

動物性と植物性の乳酸菌で違うのはなぜ？

植物性乳酸菌の生命力や機能性のほうが優れている!?

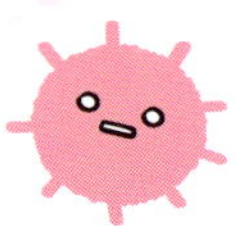

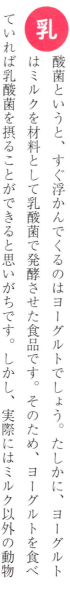

乳酸菌というと、すぐ浮かんでくるのはヨーグルトでしょう。たしかに、ヨーグルトはミルクを材料として乳酸菌で発酵させた食品です。そのため、ヨーグルトを食べていれば乳酸菌を摂ることができると思いがちです。しかし、実際にはミルク以外の動物性の材料や、植物性の材料を乳酸菌で発酵させた食品もあります。

では、動物性の材料と植物性の材料で発酵させた食品に含まれる乳酸菌には何か違いがあるのでしょうか。動物性の材料には栄養素が豊富なので、乳酸菌は恵まれた環境で育ちます。いわばおぼっちゃま菌です。一方、植物性の材料には栄養素が乏しいですし、育つ環境も厳しいことが多いのです。野生児菌と思ってください。

ところが、先ほどもお話ししたように、厳しい環境で生育した乳酸菌のほうが強い生命力と高い機能性を持つようになります。動物性と植物性で比べるなら、植物性の環境で生育した乳酸菌のほうです。その代表がキムチや漬物の発酵に関わる乳酸菌です。その点では、植物性の乳酸菌を含む食品のほうが優れているともいえます。

腸運博士のウンちく

注目のマクロビ乳酸菌

ハリウッドスターの健康食として知られている「マクロビオティクス」にヒントを得た乳酸菌「マクロビ乳酸菌」。３～６年もの長期間熟成させた発酵キムチ、レペット、ミアンなどの植物性発酵食品から分離した、乳酸菌を総称する造語。植物性の厳しい環境で育った乳酸菌は、強い菌体成分を持っています。菌体成分というのは、免疫に働きかけるために必要なタンパク質のことです。

しかも、マクロビ乳酸菌は、粒子がお互いにくっついて大きくならないように切断されていて、小腸のパイエル板を通過しやすくなっているため、免疫細胞に働きやすくなっています。

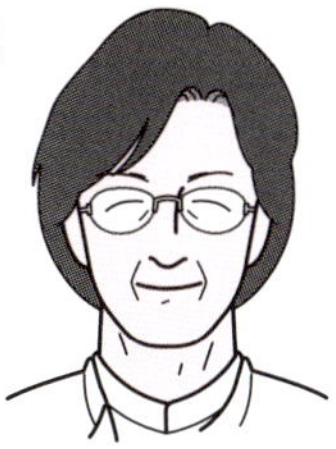

自分の腸を知ることが重要なのはなぜ？

食生活に活かさないと意味がない

健康については、万人に当てはまる唯一の方法というものは、じつはありません。なぜなら、人によって、体の状態は違っているし、腸内環境も異なっているからです。ですから、自分の腸内フローラを知っておくと、最適な腸活を行なうこともできます。

車を運転するには、自動車のしくみや交通ルールに関する知識が必要です。それを認めるのが運転免許です。私たちの体についても同じことがいえます。体のしくみ、とくに健康の要となる腸内フローラについて知ること、その働きにいい食生活のルールを知ることで体を安全に運転できます。それらを知らないままの食生活は、まさしく無免許で車を運転するようなものです。

食べたものは腸内に送られ、腸内細菌の働きがあって体内に吸収できるのです。そのとき大事なのは、食べたものが腸内細菌の良いエサになっているかどうかなのです。エサがよくないと、体内にうまく吸収されず、残されたものが腸内で腐敗していきます。腸内フローラを調べても、食生活に活かさなければ意味がありません。

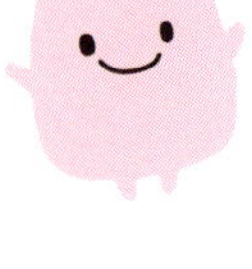

Part 5

いざ実践！　腸活で腸運アップする11の秘訣

腸活って何をすればいいの?

秘訣①……バランスの良い食事

腸内環境が良い状態とは、善玉菌が元気に活動できる状態です。そのためにはまず、できるだけ腸内環境に負担をかけない生活をすることです。それが腸活です。

基本は生活のリズムを整え、適度な運動をする。そして、ストレスを発散することです。いちばん重要なことはバランスの良い食事を心がけながら、腸内の善玉菌が喜ぶ食品などを利用することも大事です。

ところが残念なことに、現代人の食生活は腸内の善玉菌にとって厳しい環境をつくっています。その結果、善玉菌が減り悪玉菌が増えています。

たとえば、風邪や口内炎にかかっている人、便秘や下痢の状態の人の腸内では、ビフィズス菌などの善玉菌が減り、大腸菌や腸球菌などの悪玉菌が増えています。

このような状態が続くと、しだいに善玉菌と悪玉菌のバランスが崩れていき、日和見菌も悪さをしはじめるのです。

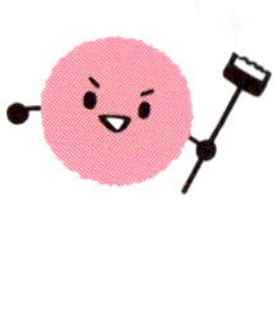

腸活にはストレスは禁物

腸活で実践することは、プロバイオティクスとプレバイオティクスをバランスよく食べ（つまり、いろいろな発酵食品と食物繊維を食べる）、体を温め、毎日同じ時間に寝て起きること。

腸内環境の悪化に直結するのは食べすぎや極端なダイエットなどで、食べる量や質が偏ることです。抗生物質の投与なども、腸内環境に負担をかけます。

また、睡眠が上手くいかないと、腸内細菌が働く時間がなくなってしまいます。生活リズムが乱れると、自律神経の切り替えがうまくいかなくなり、便意も狂ってきます。そのために、排便のタイミングを逃して便秘になりやすく、腸内環境を悪化させ、腸内細菌のバランスも崩れやすくなります。

過度の心的ストレスも便秘や下痢などを引き起こすため腸内環境の悪化につながります。

『腸脳相関』による悪循環

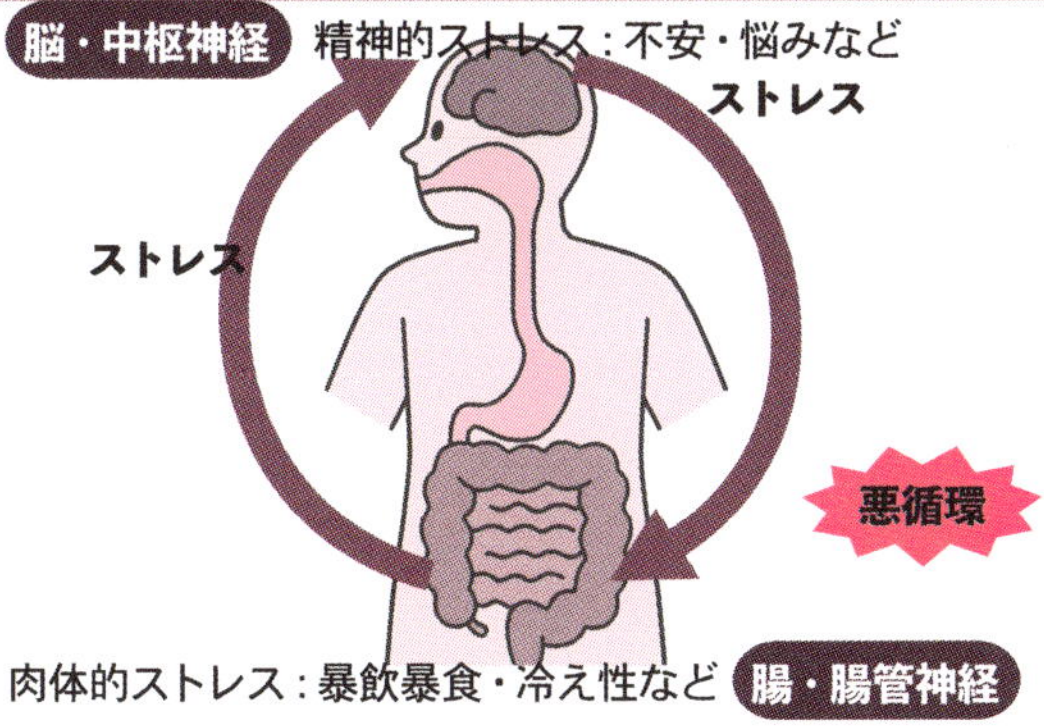

腸内細菌には睡眠も重要なのはどうして？

秘訣②……十分な睡眠

腸内細菌は腸の中で体の他の部位では分解できない成分の分解を行なってくれます。私たちはその腸内細菌にエサをあげて心地よい環境を作ってあげます。そのように、腸内細菌とその宿主である私たち人間は、いわば運命共同体のようなものなのです。

腸内細菌にとって居心地の良い環境とは、エサはもちろん、活躍しやすい体温や自律神経のバランスがうまくとれている状態です。しかし、生活リズムの乱れやストレスがあると、環境は悪くなってしまいます。

とくに、睡眠不足は大きな問題です。自律神経は日中活動しているときは交感神経が優位になり、睡眠時には副交感神経が優位になります。ところが、生活リズムが乱れると、自律神経の切り替えがうまくいかなくなってしまうのです。副交感神経が働いている間は、内臓はもちろん、腸内細菌も休憩をとる時間です。腸内細菌にもお休みが必要なのです。十分な睡眠をとると、排便の作用もスムーズに起こります。

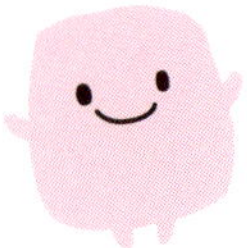

自律神経は
腸の健康に大きな役割を果たす

自律神経の働き

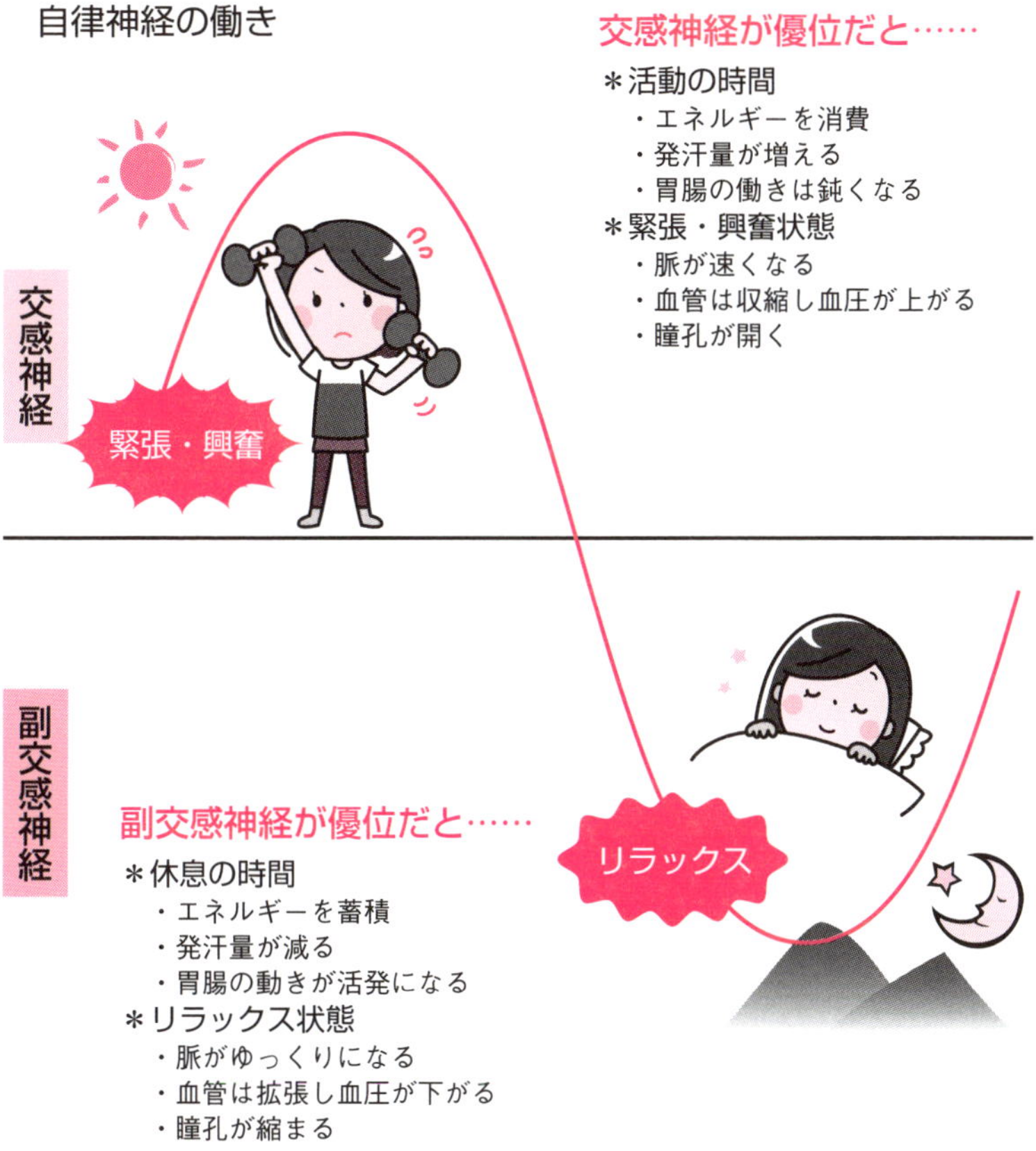

交感神経が優位だと……
＊活動の時間
・エネルギーを消費
・発汗量が増える
・胃腸の働きは鈍くなる
＊緊張・興奮状態
・脈が速くなる
・血管は収縮し血圧が上がる
・瞳孔が開く
交感神経
緊張・興奮
副交感神経
副交感神経が優位だと……
＊休息の時間
・エネルギーを蓄積
・発汗量が減る
・胃腸の動きが活発になる
＊リラックス状態
・脈がゆっくりになる
・血管は拡張し血圧が下がる
・瞳孔が縮まる
リラックス

特定の食品に偏っていないか？

秘訣③……自分の腸に合う食品を見つける

「腸活＝毎日ヨーグルトを食べる」と考える人がいるかもしれません。健康食品は1種類だけでも体にいいと考えるかもしれませんが、腸内細菌のことがわかってくると、そう単純なことではありません。腸内細菌は多様性が重要なので、特定のものだけ食べるのではなく、できるだけいろいろな食材を食べることが大切だからです。

自分の体に合うものや効くものは、人によって違います。ですから、自分の場合は何が合っているのかをまず考えるところから、腸活を始めてみてください。もし、1～2カ月食べ続けても何の変化もなかったり、かえって具合が悪くなったりしたら、その食品は、あなたの体には合っていません。

食品が自分の腸に合っているかどうかをチェックするには、まず、毎日のお通じを観察する習慣をつけましょう。毎日ウンチが出ているか、決まった時間にだいたい同じ量が出ているか、ウンチの状態は一定しているか、その違いが腸内環境の状態を表わしています。

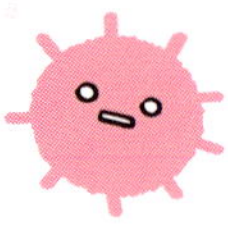

腸運博士のウンちく

手軽に始める３点セット

食事は毎日の習慣ですし、食べたものが腸内細菌に働きかけるにはそれなりの時間がかかるため、自分の腸に合う食生活を探し当てるのは、一朝一夕にはいきません。とはいえ、すぐに結果が出てくれる面もなければ、くじけてしまうかもしれませんね。そこで、比較的どなたの腸にも合う３点セットから試してみるのはいかがでしょうか。

毎日、りんご１個、らっきょう15粒、黒酢大さじ１杯を摂ってみてください。りんごにはセラミドとペクチン、らっきょうには食物繊維という、腸内細菌や免疫細胞が大好きな成分が豊富に含まれています。

酢酸（酢）も短鎖脂肪酸の一種ですから、黒酢を飲むことは発酵食品を摂るという意味だけでなく、腸内環境を酸性に整えることにも影響します。

比較的手に入りやすく、調理をしなくても食べられるものばかりなので、まずは２週間ほど続けてみてはいかがでしょうか。

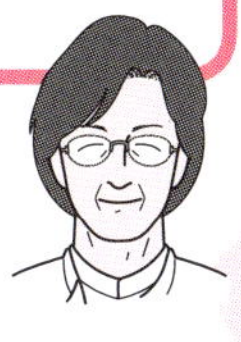

腸活の成果はどんなところから現われるの？

秘訣④……自分の体調をよく観察する

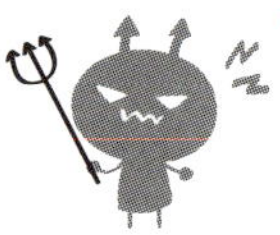

腸活を行ない、腸内環境が改善されてくると、環境が変化しても体を一定の状態に保つ働き（恒常性維持機能）が高まってきます。たとえば、ウイルスの増加や気温の変化といった環境の変化にも強くなります。

この恒常性維持機能の3本柱となっているのは自律神経と内分泌系と免疫系です。腸活によって腸内環境が整っていると、この3本柱が安定的に働くようになるのです。

腸内細菌は、ホルモンの原料となる物質を作っています。腸内環境が整ってくる分、ホルモンがしっかり分泌されるようになり、自律神経の切り替えもよくなります。免疫細胞も活性化します。

たとえば、アレルギー体質の人の腸内環境は悪化しているといわれますが、それもこのためです。

腸活の成果として、比較的早く結果を得られやすいのが、便秘と花粉症の緩和です。

また、「疲れにくくなった」という声も多く聞かれるようです。

大切な3本柱

３本柱が安定すると、ターンオーバーが正常に働くのでお肌の状態も良くなり、太りにくくなります。また、免疫が高まるので風邪もひきにくくなり、生活習慣病の予防にもなります。さまざまなホルモン、とくに幸せホルモンと呼ばれている「セロトニン」も活発に分泌されるようになるので、うつ病の予防にもつながります。

腸内環境が悪化すると、ホルモンの材料が作れなくなるので分泌もうまくいかず、自律神経の切り替えも上手く働かなくなります。さらに、免疫システムの自己と非自己を区別する作用まで弱まってしまいます。風邪や花粉症を発症しやすくなるのも、そのためです。

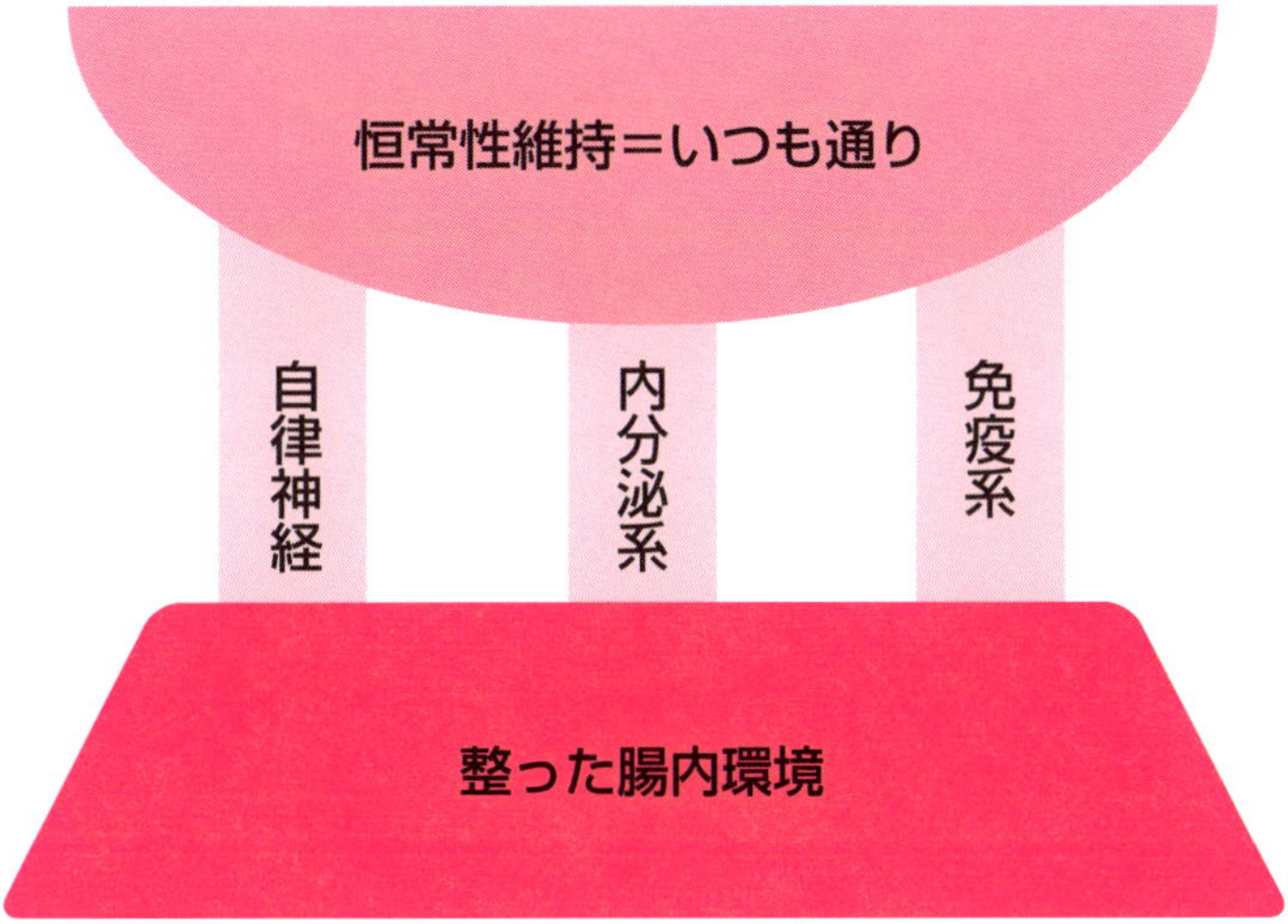

腸活の効果はどれくらいで現われるの？

秘訣⑤……定期的に腸内フローラを調べる

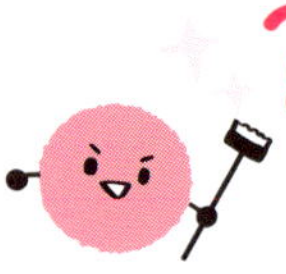

腸活による腸内環境の変化は、体調面ではだいたい2〜3週間後に感じる人が多いようですが、どんな腸活を行なうかによっても変わります。

食事面の改善だと少し時間がかかる人でも、たとえば、後でお話しする「腸ヨガ」などは、体の外側から刺激を与えるため、もっと早いタイミングでお通じに変化を感じられることもあります。早い人では、その日のうちに腸が動きだすのを感じる人もいるようです。

一方、腸内フローラの解析でわかる菌の種類や数の変化は、約2カ月後といわれています。腸内環境は、何かを食べたら、今すぐ劇的に変わるものではないのです。でも、続ければ必ず変化が現れるので、途中で諦めてしまうのはもったいないですよ！

また、せっかく腸活しても偏った食生活が続くと、再び元の腸内環境に戻ってしまうので、続けることが必要です。

自分の体の変化をとらえにくい人は、定期的に腸内フローラを調べて、数字で変化をつかむことも有効です。

腸運博士の
ウンちく

ニューヨーカーの新習慣〝ボーンブロス〟

健康や美への意識が高いニューヨーカーが次に注目しているものが、「ボーンブロス」。モーニングコーヒーならぬ「モーニングブロス」で体を目覚めさせる人も増えているのだとか。

ボーンブロスとは、食肉の骨から煮出したブイヨンのことです。ブロスに含まれるアミノ酸、ゼラチン、グルコサミン、ヒアルロン酸、ミネラル、カルシウムなどの栄養成分が、美肌、腸の健康、自己免疫疾患の改善などに働きかけるといわれています。

腸活において注目したい点は、腸内壁修復効果があるといわれる「プロリン」や「グリシン」が含まれていることです。ダメージ状態のある腸壁では、せっかくの栄養素も十分に吸収できないため、大いに注目したいところです。

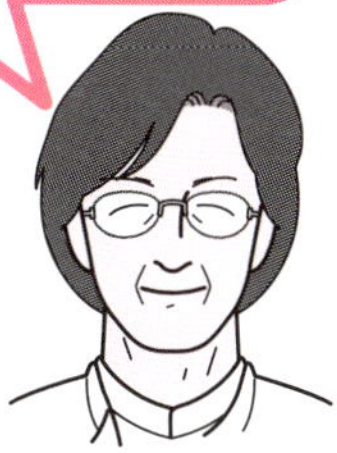

楽しく腸活できる方法はあるの？

秘訣⑥……『腸活カードゲーム』を生活に取り込む

一般に腸活は食事、睡眠、運動など生活全体にわたるので、ややこしく感じるかもしれません。そこで、Part1で紹介した長谷川ろみさんが考案したのが『腸活カードゲーム』です。腸内細菌というペットを育成するゲームのような感覚で、楽しく腸活を学べます。

このゲームは、自分の腸内細菌の善玉菌を育成して増やし、腸の環境を整えるシミュレーションをゲームにしたものです。それを自分の生活に取り込めば、自然に腸活もうまくいくようになっています。

腸活は、一回限りでは効果が出ません。続けることも重要です。

続ける秘訣は、小さなことで構わないので、無理をせずに毎日できることをやるということです。たとえば、時間のある人や料理が好きな人なら、塩麹や甘酒などの基礎調味料を手作りするといいでしょう。手作りが好きでない人や忙しい人は、発酵食品と食物繊維を同時に摂れる「ズボラ味噌汁」を毎日飲むことを日課にするのも一つの方法です。

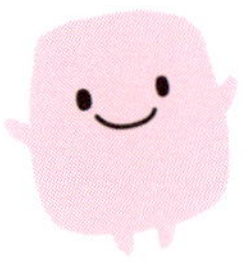

楽しみながら腸活

２人で対戦するカードゲーム。善玉菌が大好きな食事や、腸内環境を整える生活習慣など、プラスに働く腸活のカードを使ってポイントを積み重ねていくのが基本。また、勝負のためには相手のポイントを減らすことも必要なので、腸内細菌にダメージを与える生活習慣や食べ物などマイナスに働くカードを使って、相手の腸活を邪魔することもできます。

でも、良い生活習慣のカードがあれば、マイナスのカードを防ぐこともできます。

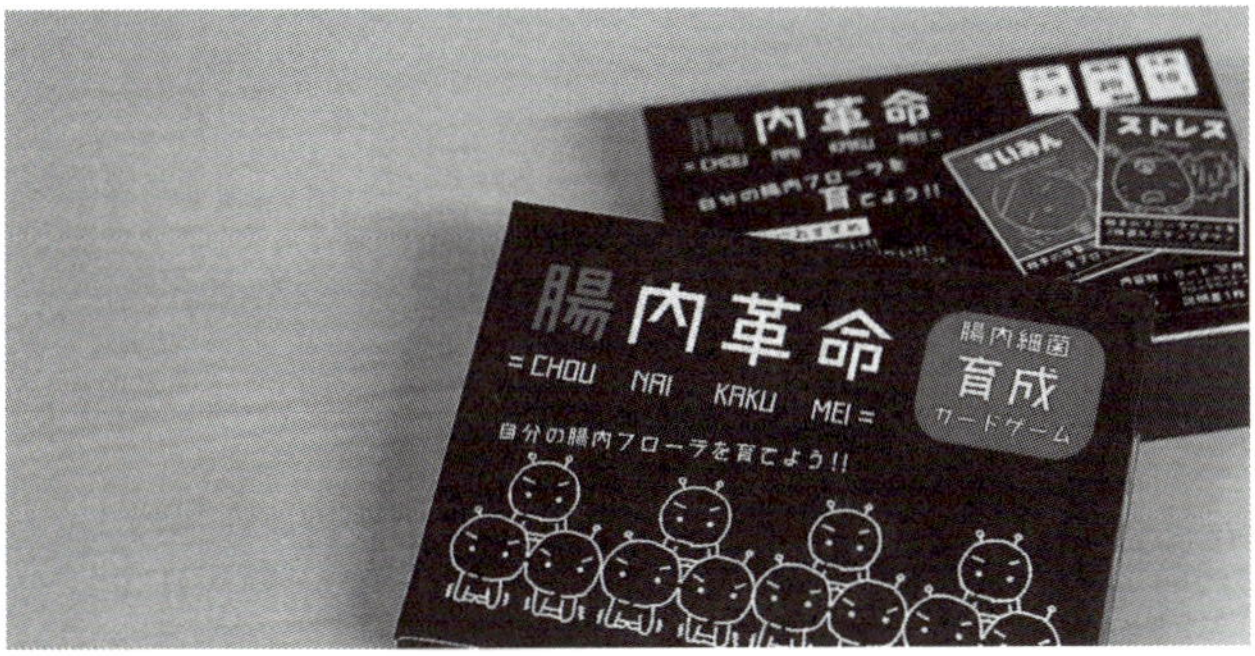

腸内細菌育成カードゲーム

日本の発酵食品ならどれでもいいの？

秘訣⑦……日本の伝統食を見直す

味噌、醤油、日本酒やみりん、鰹節、米酢などは、日本の伝統食に欠かせない発酵食品・調味料です。それぞれに独特の風味があって、日本食の特徴になっていますよね。

発酵食品の効用が知られるようになった一方で、現代の日本人の生活は、伝統的な発酵食を食べる比率が減り、逆に食品添加物を含む食品を口にすることが多くなっています。そのことも影響して、腸内環境が乱れ、免疫機能が下がる傾向が顕著になってきています。最近の子どもたちのごはん離れが伝統的な和食離れ、発酵食品離れに繋がって、アレルギーが増加していると警鐘する声も聞かれます。日本だけのことでなく、韓国でも自家製キムチを作らなくなってから、同じような現象が起こっているそうです。

アジア諸国には、植物を原料にした発酵食品がいろいろとあります。こうした発酵食品のなかには、乳酸菌をたっぷりと含んだものもたくさんあります。その乳酸菌は、どれも少しずつ違った特色をもっていますが、いずれも植物性の乳酸菌として、乳製品由来の乳酸菌より腸内環境を改善する強い性質を持っています。

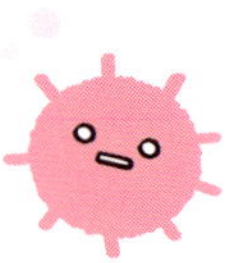

腸運博士の ウンちく

精進料理にヒントが

材料や作り方は異なりますが、アジア各国にはさまざまな発酵食品があります。日本の納豆、中国のメンマ、インドネシアのテンペ、タイのミアン、ミャンマーのレペットなどは、その国独特のものです。

日本には古くから、腸にとって理想的な食生活を実現している献立があります。それは、お寺の精進料理です。現代社会において精進料理で生活することは難しいかもしれませんが、エッセンスを取り入れてみましょう。長谷川ろみさんのおすすめのパック入りのめかぶなど食物繊維が豊富な具と、鰹節、お味噌をお椀に入れてお湯を注ぐ「ズボラ味噌汁」は、包丁もまな板も鍋も使わないので簡単。余裕がある人は、オクラなどの生でも食べられる野菜を適宜刻んで、具にしてみましょう。

最近は、麴菌を使って発酵させた甘酒も注目されています。「飲む点滴」といわれるほど栄養価も高く、乳酸菌も含まれるので、積極的に摂りたいものの一つです。

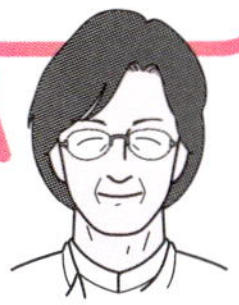

どんな乳酸菌を摂るのがいいの？

秘訣⑧……乳酸菌との相性を知る

ヒトはそれぞれ体質が違います。その理由はいろいろですが、その一つは腸内フローラの様子が人によって違うからです。生活習慣や食べるものによっても体質は変化していきますが、今の体質を知るために、腸内細菌（腸内フローラの内容）の状態を分析することはとても有効です。

10カ月ほど間隔を空けて腸内細菌を調べると、特定の菌の数が減ったり増えたりしているのがわかります。その間の生活スタイルや食事、医薬品の服用などで変わるからです。ですから、体の外から入ってきた乳酸菌を摂る場合も体質との相性をよく見る必要があります。体と乳酸菌の関係は、人間関係とよく似ています。最初から仲良くなることもあれば、最初は反発していたけれど想像以上に仲良くなることもあるし、最初は仲良くても、だんだん疎遠になることもある。

乳酸菌を選ぶときも同じです。2カ月ほど付き合ってみて判断します。ただし、摂取量が少なすぎると、常在菌が気づかないと困るので、ある程度の量を摂取してみましょう。

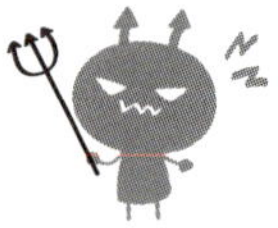

乳酸菌と自分の腸との相性チェック

①まず食べてみる

まったく合わないようであれば、嘔吐や下痢などの症状が起こります。

②続けて食べる

大きな体調不良が起きないようであれば、１～２週間ほど継続して毎日食べてみましょう。

③毎日お通じをチェック

毎日のウンチをチェックしましょう。食べ始める前と後では改善されたか、日によってはどんな違いがあるかを見てみましょう。

④２カ月ほど続けて体調をチェック

２カ月前と比べて体調に変化があったかどうか、比べてみましょう。

目に見えて体調が良い場合は相性がいいでしょう。そうでない場合は、

「なんとなく体が重い」

「眠気がする」

「お腹がなかなか空かない」

など特有のサインが出ていないかチェックしましょう。

腸内フローラによくない食べ物もあるの？

秘訣⑨……腸の粘膜を傷つける物は極力口にしない

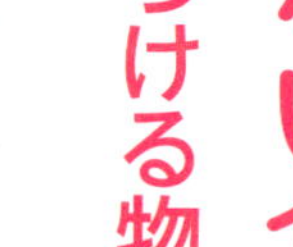

腸内環境にいい食事をしようとしても、自分の好みや、一緒に食べる相手によって、自分の体に合っていない食品を口にすることもあるでしょう。あまり頑なに食べてはいけないと決めつけると長続きしないので、できたら避けるくらいがいいでしょう。

炭水化物を避けるダイエットや健康法が話題になりましたが、食物繊維を豊富に含む食材の中には炭水化物もたっぷりと含むものがたくさんあります。食物繊維も糖質も、腸内の善玉菌のエサになるので、炭水化物を全て除こうとすると善玉菌は困ってしまいます。医師から指示があるのでなければ、炭水化物を抜くにしても1週間くらいに留めておくほうがいいでしょう。いずれにしても、極端に偏った食事は好ましくありません。

誰の体にも「効く」食品はありませんが、デメリットが大きい食品はあります。添加物や人工甘味料、着色料がたくさん入っているもの、アルコール、グルテン、抗生物質が入っているものです。これらは腸の粘膜を傷つけたり、腸内細菌を減らしたりしますから避けるよう心がけましょう。

腸運博士のウンちく

同じ環境で同じ物を食べていると腸内細菌は似るの？

非常に親しい関係にあることを「同じ釜の飯を食った仲」と表現することがあります。腸内細菌の世界でも、同じ環境で同じ物を食べていたら菌の顔ぶれも似てくるようです。

人それぞれの腸内フローラを最初に決めるのは、生まれた環境や３歳までの生育環境によるといわれます。

たとえば、自然分娩で生まれた赤ちゃんと帝王切開で生まれた赤ちゃん、あるいは母乳で育った赤ちゃんとミルクで育った赤ちゃんとでは、腸内フローラの様子が異なっています。お母さんがどのような腸内フローラを持っているかによっても、赤ちゃんの腸内フローラは変わります。

いずれにしても、幼少時の腸内フローラは人によって異なりますが、同じようなものを食べていると、腸内細菌の勢力図も似てくる可能性は大いにあります。一説には、

「仲良しの人たちは腸内フローラの様子が似ている」

「女子寮に住んでいる人たちは、腸内細菌がホルモンバランスに作用して月経が重なる」

という話もあります。

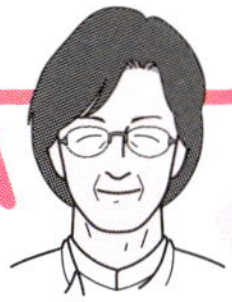

腸内細菌を長生きさせるには？

秘訣⑩……腸内細菌の顔ぶれを20歳ころに近づける

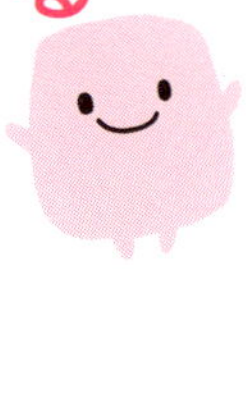

腸内の善玉菌・悪玉菌・日和見菌のバランスは、体調や年齢によって変わります。腸内フローラのバランスがよく、もっとも生きいきと働けるピークは20歳ころだといわれています。

その後、腸内細菌はしだいに老化していき、徐々に元気をなくし、ビフィズス菌も減少して悪玉菌の割合が増えていきます。健康な20歳くらいの人の腸内からは、まず検出されない毒性のあるウェルシュ菌などの悪玉菌も、高齢になると現われ始めます。

20歳のころならば、体に有益な物質を作り出す腸内細菌が元気に働いていますが、老化とともにそうした菌は減り、害をもたらす物質を作る菌が増えてくるからです。

ただし、若年者でも、食生活の偏りやストレスなどが過度になると、腸内細菌は高齢者に近い状態になります。

いろんな老化防止法がありますが、できるだけ腸内細菌の顔ぶれを20歳のころに近いまま保つことも老化を抑え、健康で長生きをするのに不可欠です。

年齢とともに変わる腸内細菌叢（模式図）

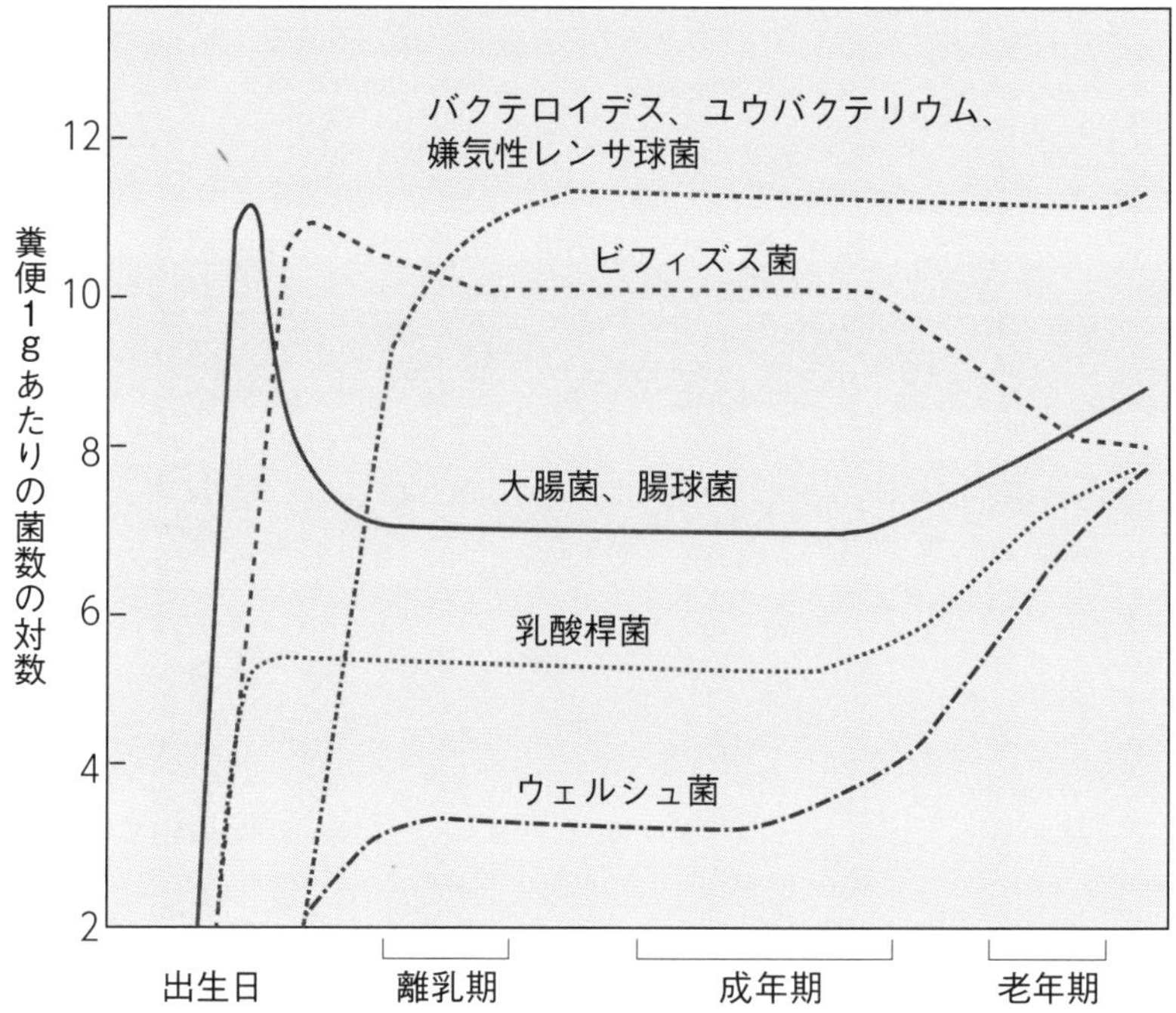

《光岡知足氏の研究より》

成長期後半から悪玉菌が増えはじめ、善玉菌が減少していく

腸活には運動も必要なの？

秘訣⑪……外部からの物理的な刺激は効果的

腸の動きを活性化するには、適度な運動やマッサージも必要です。というのも、体の外部から物理的な刺激を与えることで、腸が活発に動き出すからです。

ヨガインストラクターの篠田るみさんによると、インド古来の医学「アーユルヴェーダ」でとりわけ重視されているのが胃と腸の環境整備であり、ヨガによって胃と腸を活性化することがすすめられています。

初心者でも簡単にできる腸活ヨガをご紹介しますので、できるものから挑戦してみてください。最初は10分ほど、慣れてきたら毎日30～40分ほど行なうのがベストです。大切なのは、できるものだけで良いので、週に数回、1回10分でも良いので続けることです。

呼吸をしながら動くことでデトックスにもつながります。ヨガというと柔軟性が必要なイメージがありますが、柔軟性よりも、力まずに呼吸しながら動くことを意識してください。ポーズの上手さにこだわると力んで呼吸が止まってしまうので、自分が動ける範囲で無理をしないことが大切です。

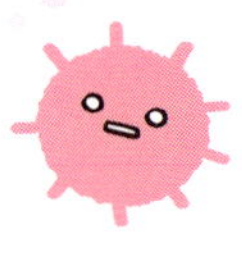

消化器官を強化するヨガのポーズ

「パワンムクターサナ2」

消化器官の強化に適したポーズ「パワンムクターサナ2」をご紹介します。

「パワンムクターサナ」とは、「ガス抜きのポーズ」と呼ばれ、腸に溜まってしまっているガスを抜きながら胃と腸を活性化する一連のポーズです。

なかでもこのポーズの2は、足を使って動くことで腹筋や内臓に刺激を与えて、消化器官に働きかけます。他に、体を温めて代謝を上げたり、骨盤を調整したりといった効果もあります。

厚めのマットや毛布を敷いた上に仰向けになり、呼吸を意識しながら行ないましょう。

まず、基本姿勢です。

腰を反らさずに自然な背骨の形で仰向けになります。脚を揃え、腕は手のひらを床に向けて、体側に伸ばします。

お腹を引き締め、あごを引いて鼻先を真上へ向け、自然な呼吸をしましょう。

ポーズ1 脚挙げ

❶

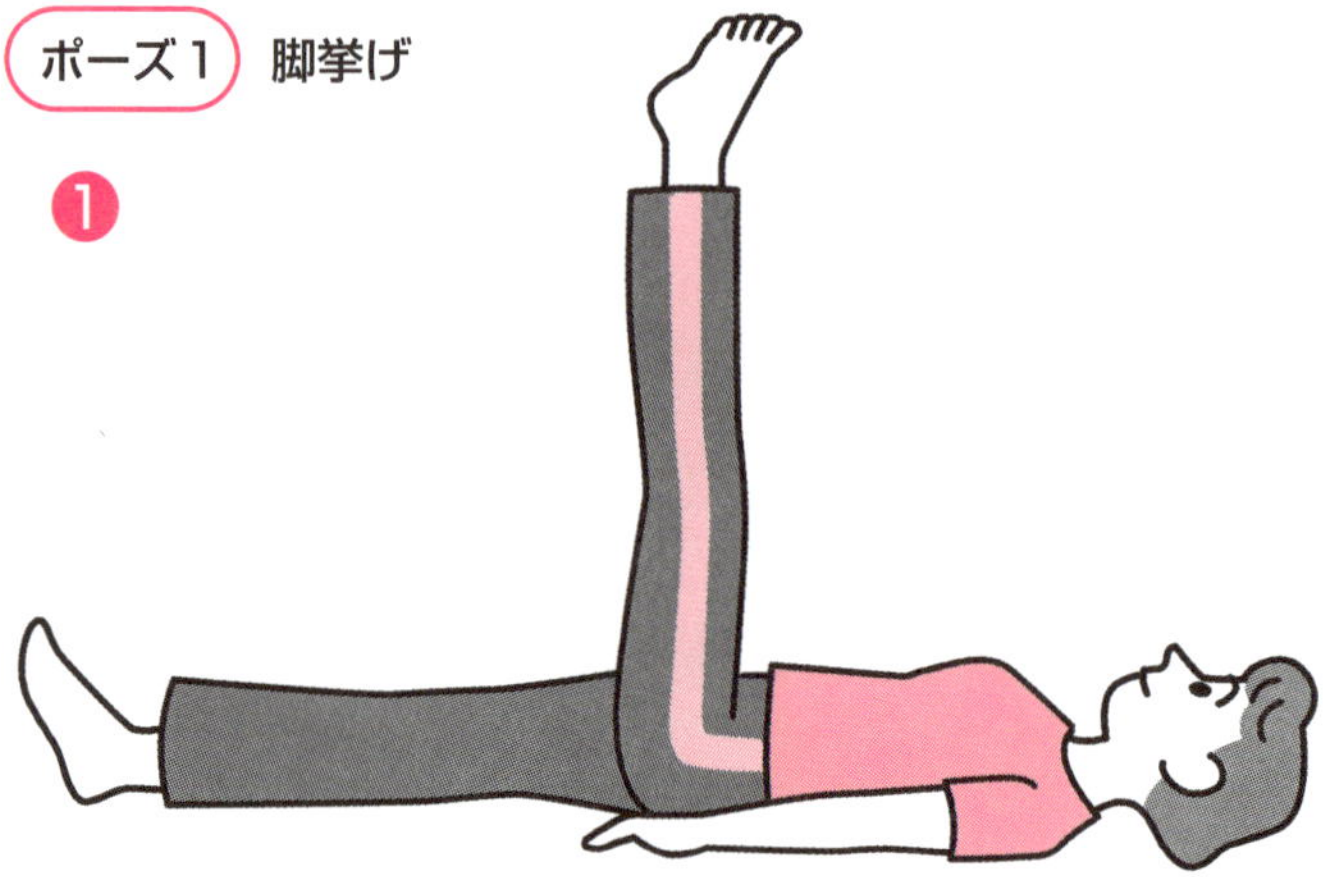

息を吸いながら、右脚は床に残し、左脚だけを伸ばしたまま、できるだけ持ち上げます。左脚を持ち上げたまま3〜5秒間息を止めます。吐きながら左脚を下ろします。5回繰り返したら、右脚で同様に5回繰り返します。

❷

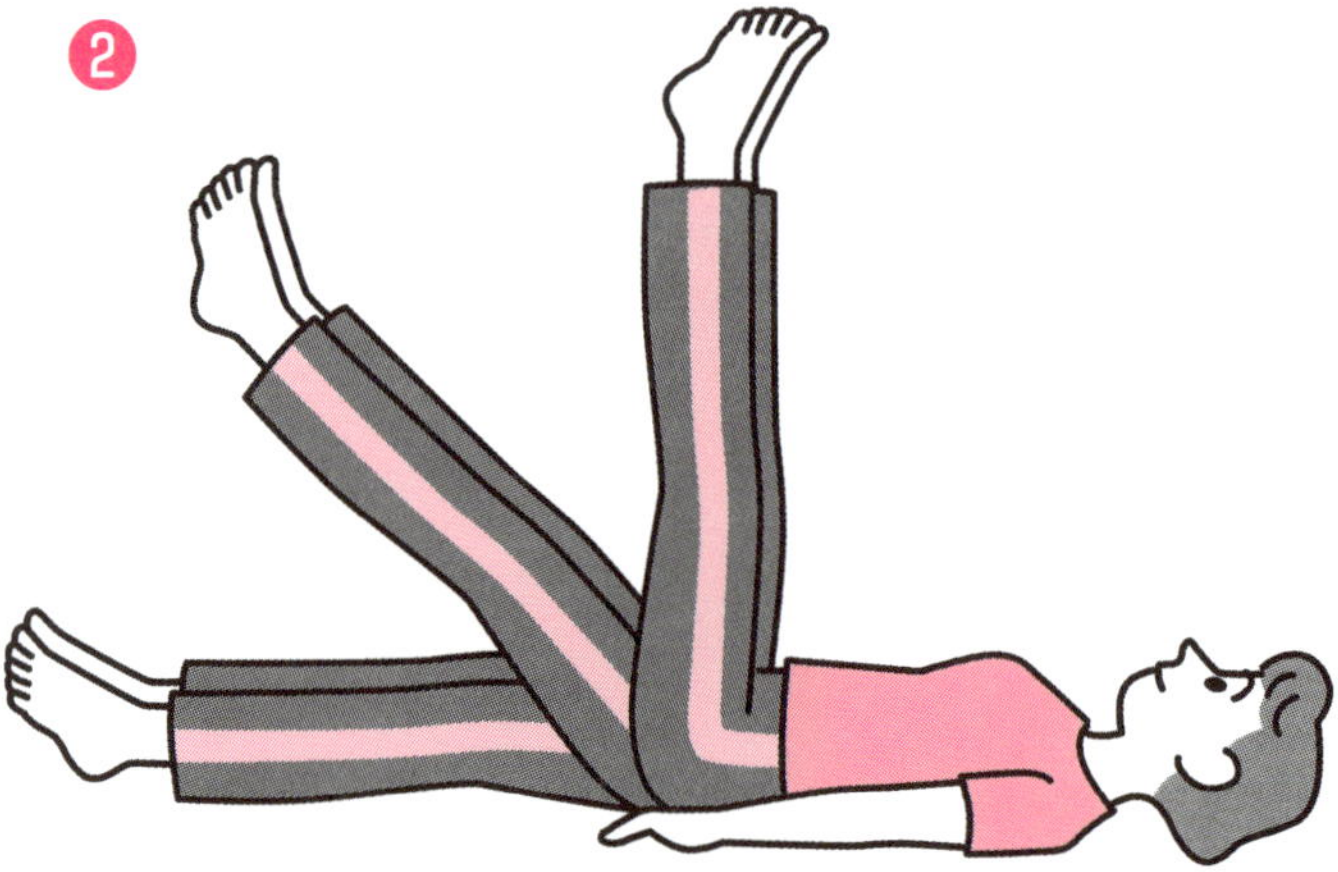

息を吸いながら、両脚を伸ばしたままいっぺんに上げ、上がったら3〜5秒息を止めます。吐きながら両脚を下ろします。5回繰り返しましょう。腰が反らないように、体幹を強くまっすぐに保つように気をつけましょう。

ポーズ2　股関節回し

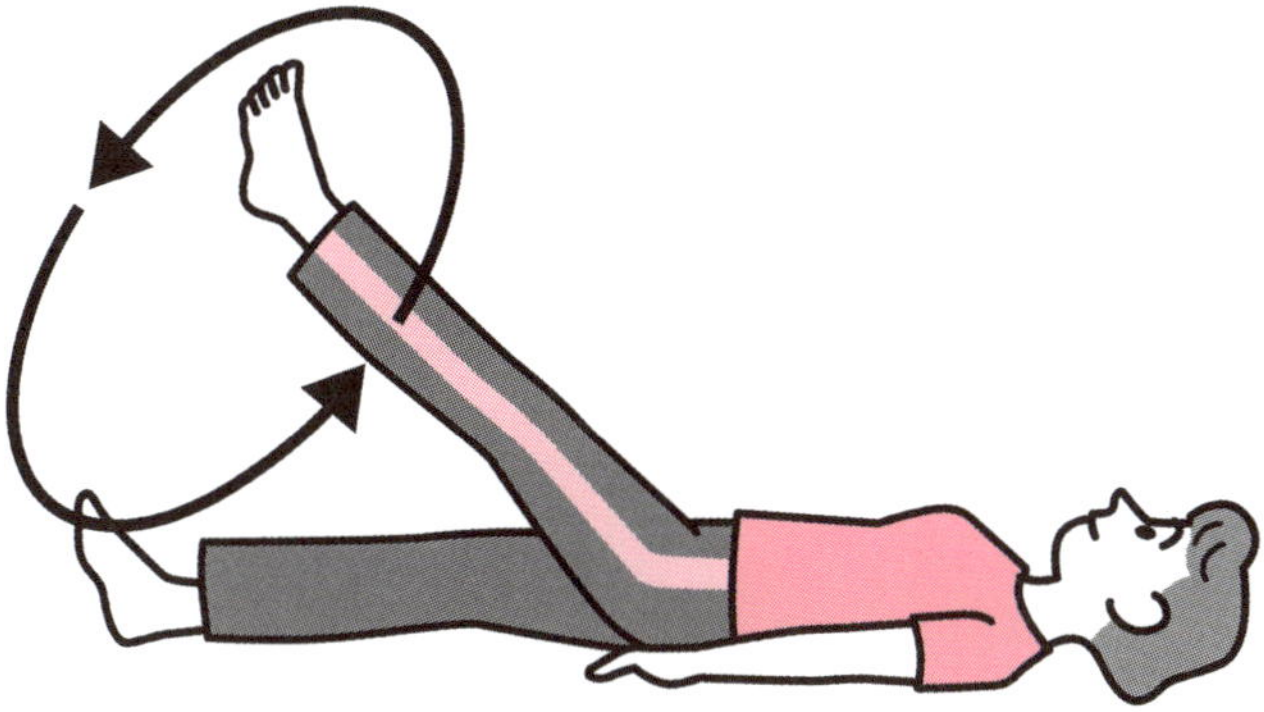

❶息を吸いながら、右脚は床に残し、左脚を拳1個ほど持ち上げ、脚を伸ばしたまま股関節を大きく外に回します。両肩を床にぴったりとつけて動かないようにしましょう。自然な呼吸で10回行なったら、内回しでも10回行います。左脚を下ろしたら右脚を上げて同様に行ないます。

❷両脚を上げて、内回しと外回し、それぞれ3～5回転ずつ行ないます。両肩を使って回さないように気をつけ、腰が反らないように意識しながら、少しずつ円を大きくしていきます。

ポーズ3　サイクリング

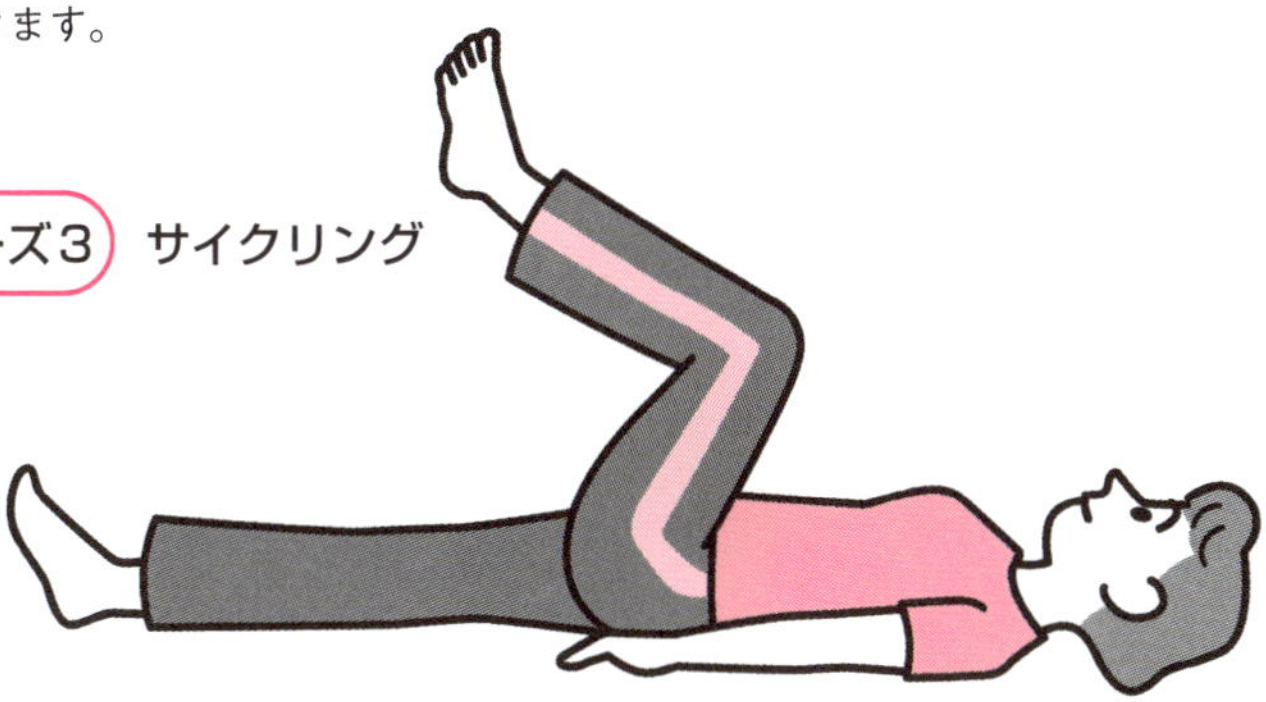

❶息を吐きながら、左脚を曲げて膝を胸に引き寄せます。つま先を引き寄せるようにして足首を直角に曲げましょう。息を吸いながら脚をできるだけ天井に伸ばし、足首も伸ばして、そのまま、脚を下ろします。かかとが床に触れない高さまで下ろしたら、息を吐きながらまた脚を曲げ、膝を胸に引き寄せます。左右10回ずつ行ないましょう。

❷自転車をこぐように、左右の脚を交互に10回、逆回転も10回行ないます。

❸両脚をそろえて3～5回転します。腹筋を使って膝をしっかり引き寄せてから、できるだけ床すれすれに脚を伸ばしてみましょう。腰を反らないように気をつけます。

ポーズ4　仰向けのガス抜き

※高血圧の方、背中を痛めている方、坐骨神経痛の方、椎間板ヘルニアの方は避けましょう。

❶

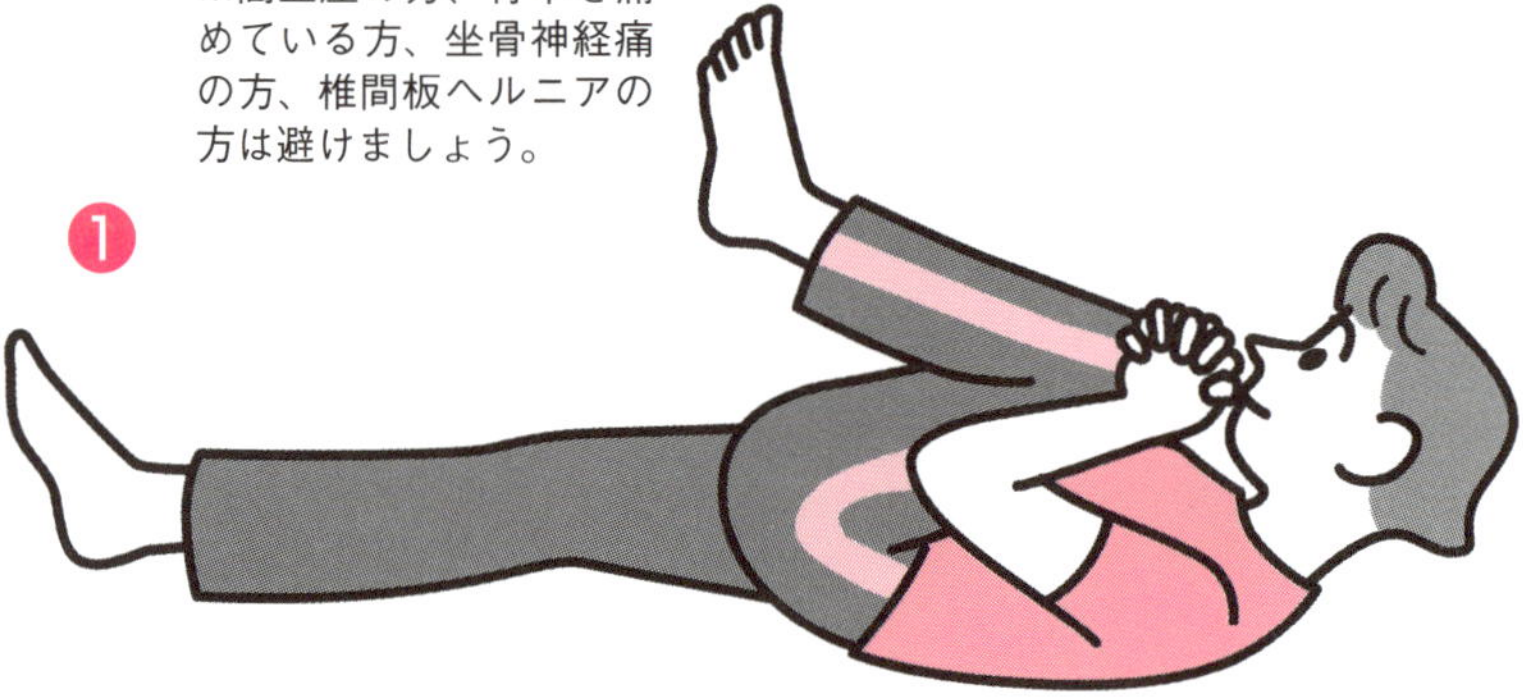

息を吸いながら左脚の膝を胸に引き寄せ、両手を組んで膝下のあたりを抱えます。鼻を膝に近づけるように、肩甲骨を浮かせて上半身を持ち上げましょう。そのまま息を止め、5～10秒キープします。吐きながら脚を伸ばして床に、上半身もゆっくりと床に下ろします。左右で3回ずつ行ないましょう。

❷

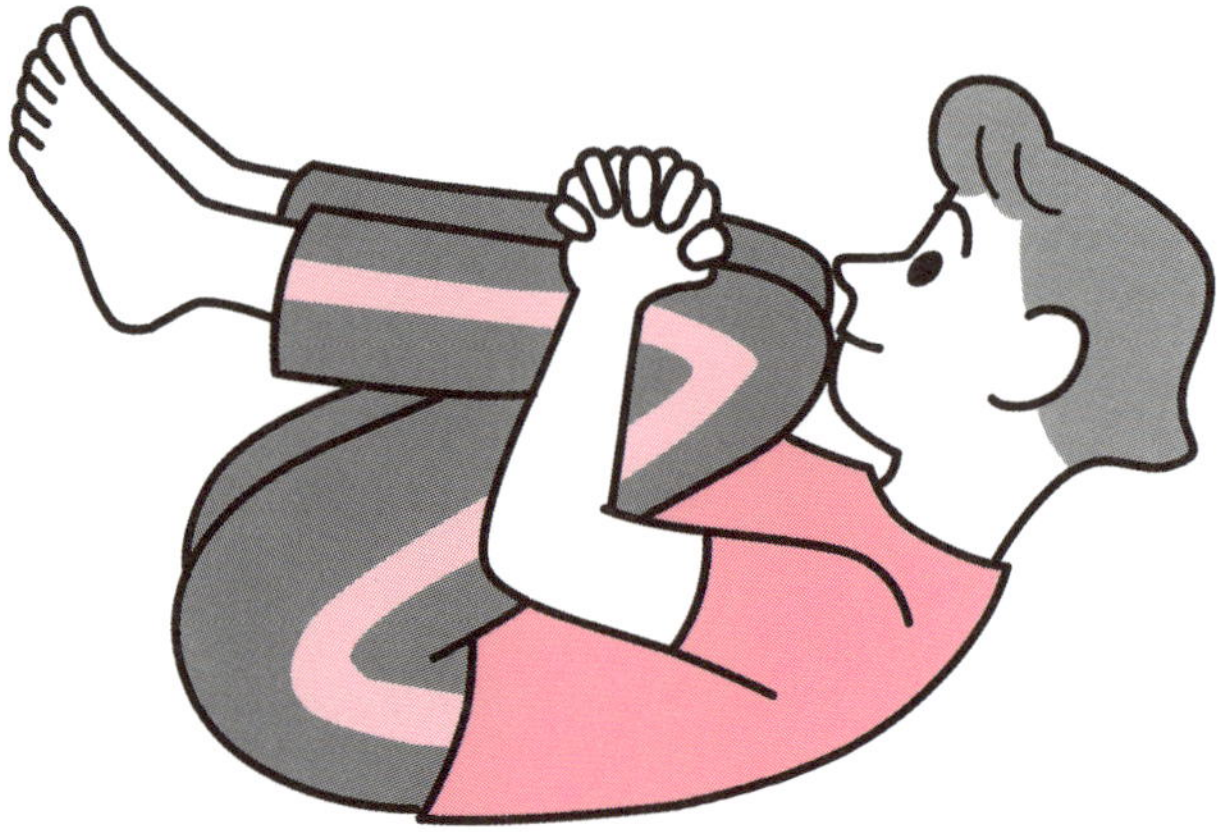

今度は両脚を一緒に曲げて、胸に引き寄せます。3回繰り返しましょう。

パワンムクターサナ２のやり方

ポーズ５ ローリング

※背中を痛めている方は避けましょう。

❶

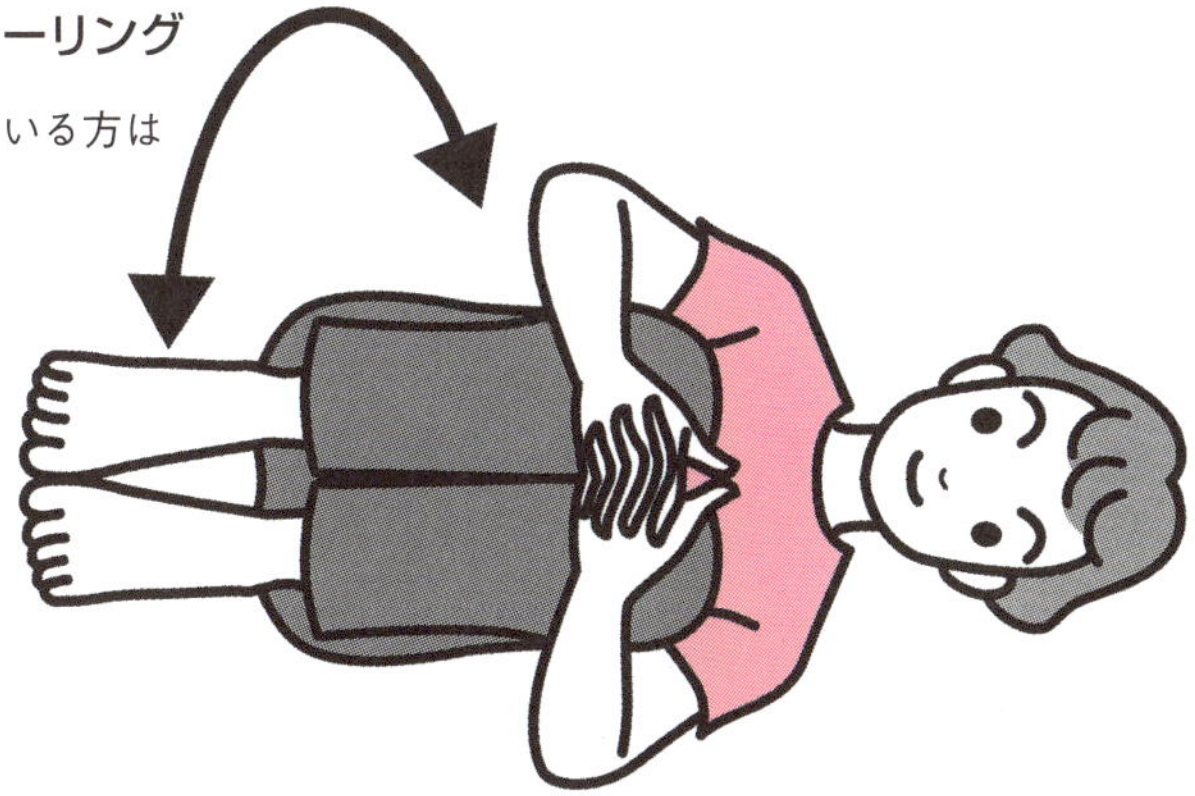

仰向けに寝て両膝を曲げて胸に引き寄せ、両手を組んで膝下を抱えます。脚の側面が左側の床につくように横へ転がり、自然な呼吸を続けながら、次に右側へと反転します。左右に５～10往復転がります。

❷

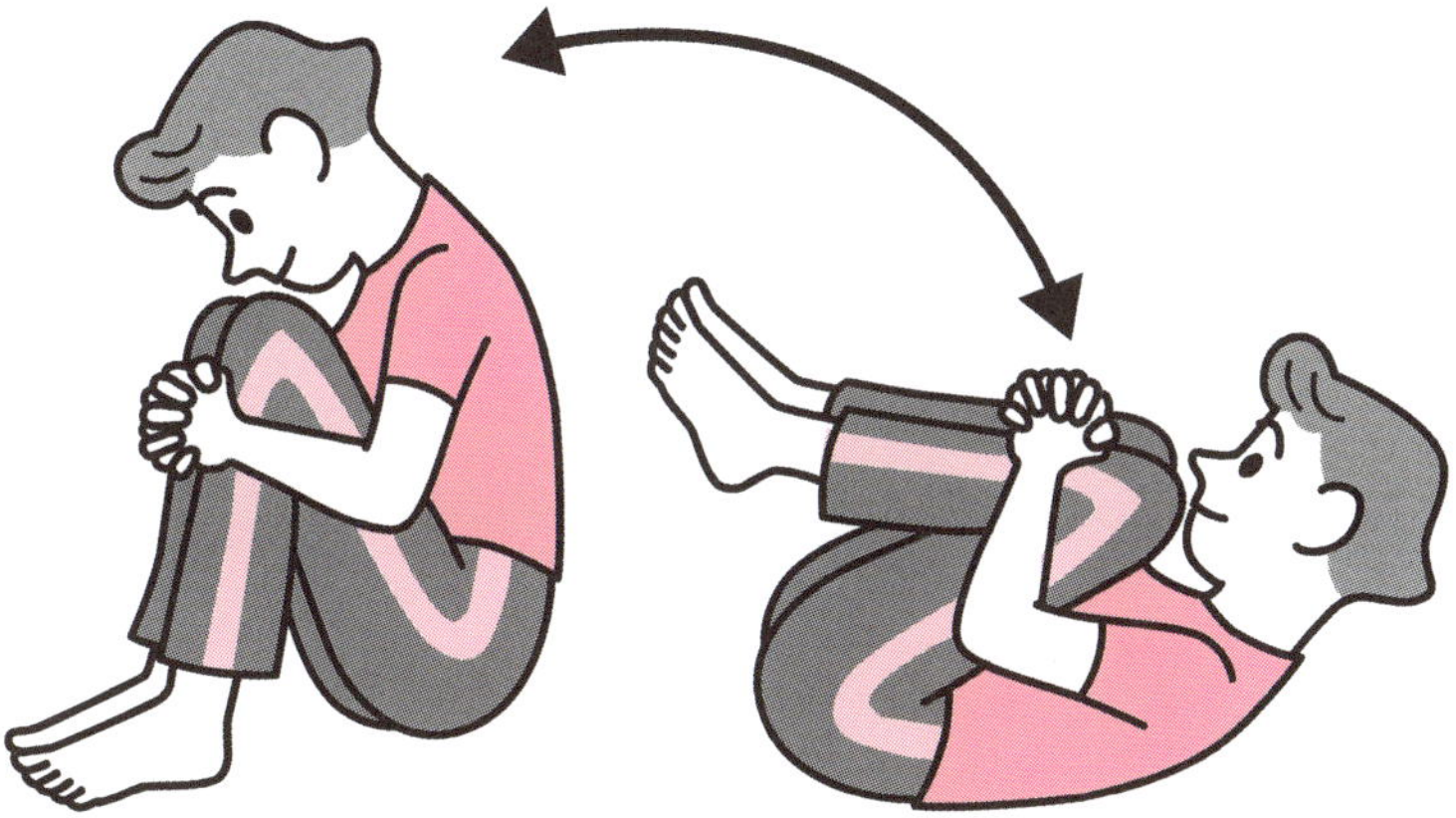

仰向けに寝て両膝を曲げて胸に引き寄せ、組んだ両手で膝下を抱えます。手が届きにくい場合は、膝下に手を回し、太ももの裏を抱えても構いません。背骨を丸めると良いでしょう。自然な呼吸で後ろへ転がり、続けて前に転がって脚をつけて起き上がり、尻をついて座ります。常に膝と胸の距離が変わらないように行なうと効果的です。５～10往復繰り返しましょう。

ポーズ6 腹筋ツイスト

※股関節を強く動かすので、痛みがある場合はやめておくか、ねじる深さを調整しましょう。

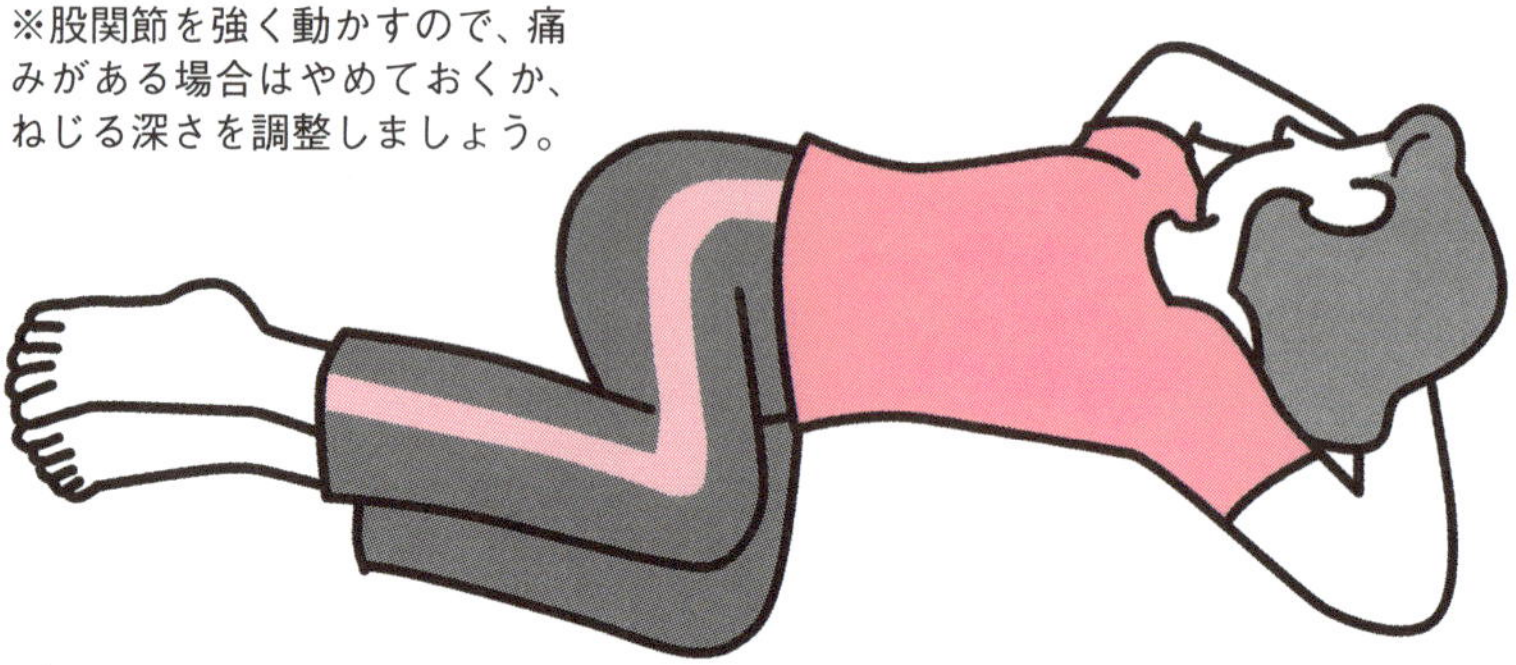

仰向けに寝て両膝を立てます。かかとを尻に引き寄せ、両手は頭の後ろで組み、肘を開いて床につけます。足と膝をそろえ、息を吐きながら両膝を左へ倒します。左膝がなるべく床に近づくようにしてみましょう。顔は右側を見ます。息を吐ききったら3〜5秒キープし、息を吸いながら戻ります。右側へも同様に倒し、左右往復で5回繰り返します。

ポーズ7 背骨ツイスト

※股関節を強く動かすので、痛みがある場合はやめておくか、ねじる深さを調整しましょう。

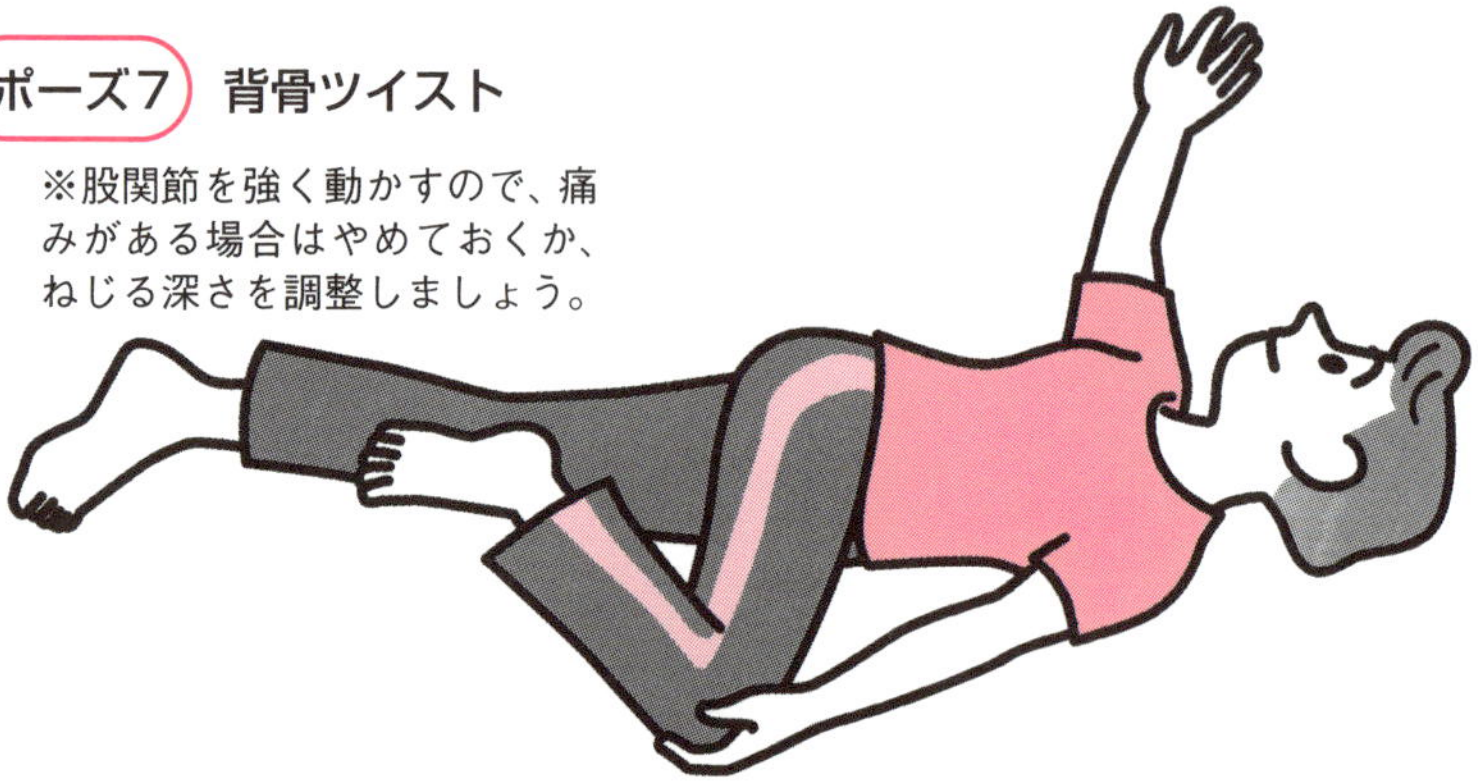

仰向けに寝て、十字のように両腕を肩の高さに真横へ伸ばします。手のひらは床向きに置きましょう。右脚を曲げて、右足裏で左膝を触ります。左手を右膝の右側へ当ててその重さを使って、息を吐きながら、右膝を左の床へ向けて倒していきます。膝は床につかなくても構いませんので、両肩が浮かないように気をつけましょう。顔を右側へ向け、右手の中指の先を見つめながら、自然な呼吸で気持ち良いと感じる時間だけ保ちます。戻るときは息を吸いながら右膝と顔、左手を戻し、さらに両脚を伸ばします。左脚でも同様に行ないます。

ポーズ8　舟のポーズ

※股関節を強く動かすので、痛みがある場合はやめておくか、ねじる深さを調整しましょう。

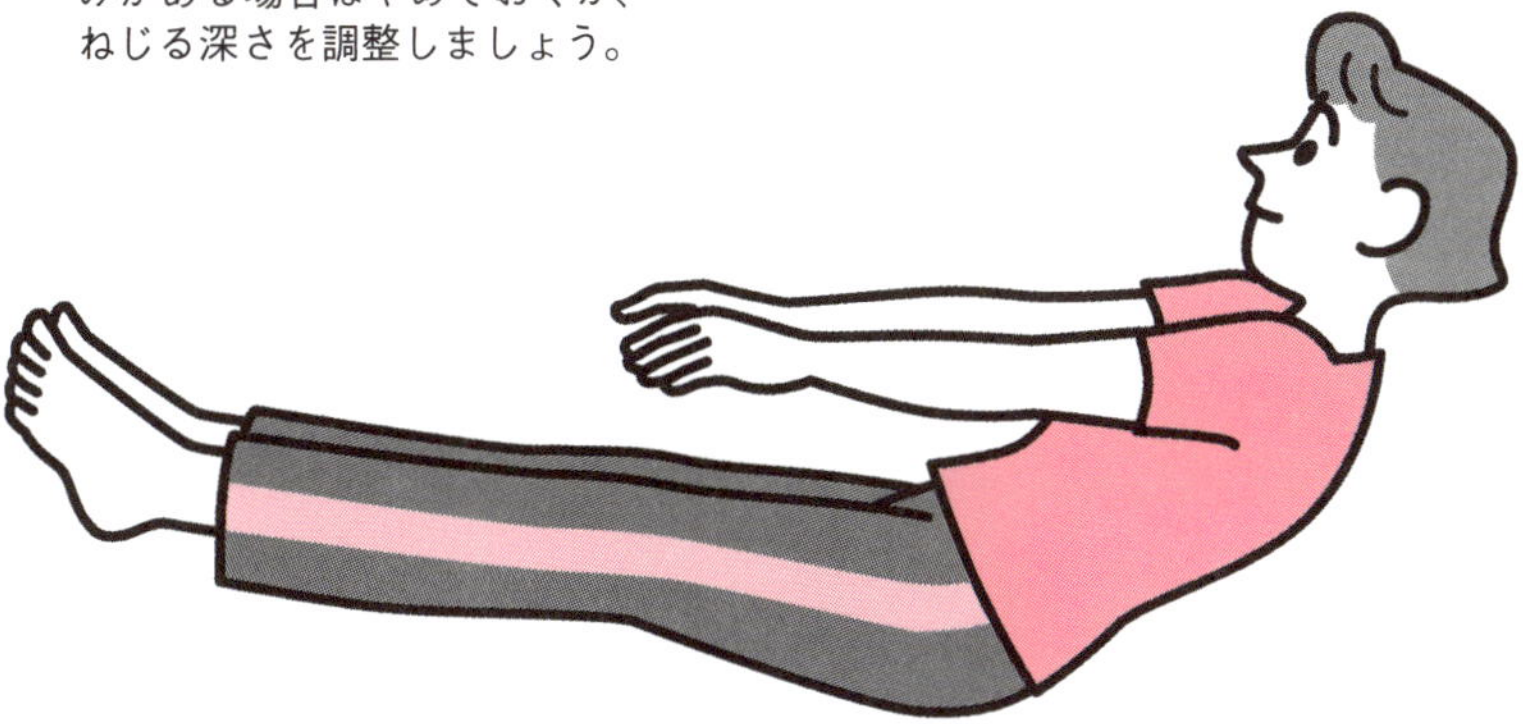

仰向けに寝て、脚をまっすぐに伸ばし、手は体側に置きます。息を吸いながら脚をまっすぐ伸ばして15cmほど持ち上げ、脚に引っ張られるように両手を持ち上げ、両手に引っ張られるようにして上体も伸ばしたまま持ち上げます。指先はつま先を指すように伸ばし、上半身と下半身で浅いV字になります。つま先を見つめて息を止め、5秒キープしたあと、吐きながら上半身と脚を床へ戻します。手足を軽く開き腹式呼吸で腹筋をリラックスさせてから、同じ動きを繰り返します。3～5回行なうと良いでしょう。

できるものから、毎日数分ずつでもいいので、続けることが大切です。

コラム　アーユルヴェーダと食事

アーユルヴェーダビューティーアドバイザー・
ヨガインストラクター　篠田るみ

アーユルヴェーダは、世界最古の予防医学です。個人の食生活・ライフスタイル・思考のバランスを整える知恵を通じて、健康づくりをします。

アーユルヴェーダでは、「体は食べ物で作られている」と考えられており、食べ物を消化・吸収して体を作る胃や腸は、体や思考、精神に繋がる大事な部分です。良い細胞を作るためには、胃や腸を活性化して、消化力と排出力を上げなければなりません。

腸の活性化には、食事の見直しと運動という2つのアプローチがあります。

食事に関しては、「消化力を上げる食事」と「胃腸のデトックス」がポイントです。

「消化力を上げる食事」とは、自分の体質を理解して、体質に合った食事のことです。アーユルヴェーダでは、その土地の気候やそこで取れる食材、そこに昔からある食事、その旬の物、つまり地産地消こそが体にもっとも合うという考えが大前提になっています。

「胃や小腸のデトックス」には、さまざまな方法がありますが、定期的にファスティング（断食）を行なうこともその一つです。消化のためのエネルギーを排出に回すことで、体の毒素が排出（デトックス）されるという考え方です。

食事や運動の他に、瞑想も胃腸の働きを高める上で効果的です。一日に５〜10分でも良いので、呼吸しながら瞑想すると、体のバランスも整ってきます。

瞑想を行なうには、寝ていても座っていても構いませんが、背骨をまっすぐにすることが大切です。鼻からしっかりと呼吸が流れていくようにしましょう。軽く目を閉じ、自然の音に耳に傾けたり、数を数えたりすることに集中しましょう。

レホルムの考え方
主体となるのは治す力

ここまで腸環境を整えること、自分の腸内フローラを知ること、そのために自分に合った乳酸菌を選ぶことが必要であること、そして腸活の実践法についてお話ししてきました。

最後に、「レホルム」の観点から「腸活」についてお話しします。

ドイツには、「レホルム運動」という自分の体を自分で改善して守るための市民運動があり、そのためのアドバイスを行なう「レホルムハウス」という健康関連専門店も全国に2000軒ほどあります。

そもそも「レホルム」とは、ドイツ語で「改善」という意味です。英語にすると「リフォーム」、つまりは「現状を改めて、よりよい状態にしよう」ということです。

心身の不調を癒すのは、医者や薬ではありません。あくまで、それらは補助的なもので、主体となるのは私たちの中にある治す力です。この力を「改善」して、「よりよい健康状態にしよう」とするのが「腸活」なのです。

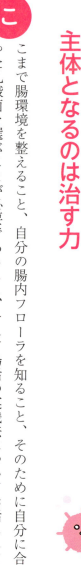

ＮＰＯ法人　日本レホルム連盟のご案内

日本レホルム連盟は、レホルム運動（自己改造、体質改善運動）の教育支援を日本で展開するために設立されました。腸内環境改善や体温管理という健康維持の根本原理の健康改善法を伝え広めることを仕事とし、日々の生活の中で温活・腸活を取り入れ壮健な体をつくることを目指します。

2019年1月末に「腸内環境研究会」を立ち上げ、腸内細菌の働きや腸内環境を整える大切さを伝える活動も開始しています。本書でご協力いただいた同研究会の会長である安東炫先生や左近明子先生を講師に、「腸内環境学スクール」も開講予定。腸内環境学ベーシックコース、腸内環境学認定アドバイザーコース、腸内環境学認定講師コースの順に3コースを設定し、腸内環境の基礎知識、バイオジェニックス理論、腸内細菌の役割などについて学べるようにしています（受講者には認定証を授与）。また、「腸内フローラ解析セット」の読み取り会を行ない、解析結果をもとに、腸内環境についてアドバイスできる人材の育成にも取り組んでいます。

日本レホルム連盟憲章

1　私達は、健やかに生きるための手段を学びます。
2　私達は、若く美しく生きるための手段を学びます。
3　私達は、学んだ知識を実行に移して自分の手で命を守ります。
4　私達は、健やかな命の喜びを人々と分かち合います。

おわりに

日本レホルム連盟　理事長　見山　敏

「健康情報、数々あれど、原理原則ただ一つ」

それはいい血をつくって、その巡りをよくすること。

社会人第一歩のときに、私は難病で薬漬けになり、その副作用で二進も三進も行かなくなりました。そして西洋医学の限界を感じ、いろいろさまよった挙句、東洋の叡智ヨガに出会い、25日間の断食修行を通じて自己改造することで蘇りました。

では、いい血をつくることとは、いったい何を意味するのでしょうか。それは、ズバリ食の改善です。そのことにより腸の中に棲息する腸内細菌のバランスを整え、綺麗な腸内フローラを咲かせること、つまり腸活です。

そして、そのいい血を全身にくまなく行き届かせること、これが温活です。

私たち日本レホルム連盟は、この温活と腸活という健康維持の根本原理の啓蒙を行なっていきます。

私たちを治すのは、医者や薬ではありません。それは、あくまで補助的なもので、主役は私たちの中にある治す力です。免疫力とかホメオスタシスと言い換えることもできます。

日々の生活の中に腸活と温活を取り入れ、壮健な体をつくりましょう。
この本が、皆さんの健康のレホルムのお役に立ちますよう、願っています。

●日本レホルム連盟からのご案内

体温管理士と腸内環境解析士の資格認定講座、特任講師による講演会、体温管理研究会、腸内環境研究会をはじめ、マクロビ・食養研究会、ヨガ・気功・太極拳研究会等を開催。どれも、各分野の権威ある専門家が講習を行なう。

メルマガとレホルム通信を発行し、健康や美容に関する有益な情報を提供。

詳細はオフィシャルサイトか電話にてお問合せください。

・URL：https://www.jrl.or.jp

・電話03－3354－3280　FAX03－3354－3281

●日本レホルム連盟「腸内環境研究会」

名誉顧問　平良一彦（医学博士）

会長　安東炫（腸内環境解析士）

参考文献

・『大切なことはすべて腸内細菌から学んできた～人生を発酵させる生き方の哲学～』(ハンカチーフ・ブックス)光岡 知足(著)　サンダーアールラボ(発行)
・『腸を鍛える――腸内細菌と腸内フローラ』(祥伝社新書)光岡 知足(著)　祥伝社(発行)
・『やせる！ 若返る！ 病気を防ぐ！ 腸内フローラ10の真実』NHKスペシャル取材班(著)　主婦と生活社(発行)
・『脳はバカ、腸はかしこい』藤田 紘一郎(著)　三五館(発行)
・『うつも肥満も腸内細菌に訊け！』(岩波科学ライブラリー)小澤 祥司(著)　岩波書店(発行)
・『はたらく細菌(1)～(4)』(KCデラックス)吉田 はるゆき(著)，清水 茜(監修)　講談社(発行)
・『日本消化器病学会雑誌』第112巻11号
・『日本食品科学工学会誌』第57巻10号
・株式会社秋田今野商店　公式ホームページ
http://www.akita-konno.co.jp
・大塚製薬株式会社　公式ホームページ
https://www.otsuka.co.jp/
・サンスター株式会社　公式ホームページ
http://jp.sunstar.com/
・森永乳業株式会社　公式ホームページ
https://mainichi-nyuulife.com/
・バイオジェニックス研究会　ホームページ
http://www.biogenics.jp/index.html
・公益財団法人　日本ビフィズス菌センター／腸内細菌学会　公式ホームページ
https://bifidus-fund.jp/
・株式会社明治　公式ホームページ
https://www.meiji.co.jp/
・雪印メグミルク株式会社　公式ホームページ
http://www.meg-snow.com/
・フジッコ株式会社　公式ホームページ
https://www.fujicco.co.jp/

なぜか病気知らずの人のすごい腸運

2019年4月12日　第1刷発行

監　修——平良一彦

編　者——日本レホルム連盟

発行人——山崎　優

発行所——コスモ21

〒171-0021　東京都豊島区西池袋2-39-6-8F
☎03（3988）3911
FAX03（3988）7062
URL https://www.cos21.com/

印刷・製本——中央精版印刷株式会社

ISBN978-4-87795-378-2 C0077